卫生经济管理研究

蓝 英◎著

北京工业大学出版社

图书在版编目（CIP）数据

卫生经济管理研究 / 蓝英著． － 北京 ： 北京工业大学
出版社，2021.10重印

ISBN 978-7-5639-6539-7

Ⅰ．①卫… Ⅱ．①蓝… Ⅲ．①卫生经济学－研究 Ⅳ.
①R1-9

中国版本图书馆 CIP 数据核字（2019）第 023071 号

卫生经济管理研究

著　者：蓝　英

责任编辑：申路好

封面设计：晟　熙

出版发行：北京工业大学出版社

　　　　　（北京市朝阳区平乐园 100 号　邮编：100124）

　　　　　010-67391722（传真）　bgdcbs@sina.com

经销单位：全国各地新华书店

承印单位：三河市元兴印务有限公司

开　本：787 毫米 ×1092 毫米　1/16

印　张：8

字　数：180 千字

版　次：2021 年 10 月第 1 版

印　次：2021 年10月第 2 次印刷

标准书号：ISBN 978-7-5639-6539-7

定　价：50.00 元

前　言

随着我国市场经济的不断发展，社会对于卫生经济管理的标准也在不断提升。对此卫生部门需要在提升自身的服务质量与水平的同时，加强对成本与经济的管理，才能够最大限度地发挥人力与物力资源优势。但是，现今仍旧有很多卫生部门在经济管理工作中存在着或多或少的问题与困境，本书针对卫生经济管理工作中的问题进行分析，并提出相应的解决措施。

对于卫生部门而言，除了日常工作之外，相关的经济管理工作也是非常重要的，对卫生部门的发展与建设有着极其重要的作用与影响。卫生经济管理工作需要与社会经济的发展速度与水平相适应，由此才能够保持平稳、快速、持续、健康的发展。因此，卫生部门不仅需要加大高端人才的培养力度、引进先进的生产技术与设备，同时还需要依据实际发展情况，制定其成本核算技术，最大化地高效配置卫生部门的资源，并加强对财务及经济方面的管理等，从而实现卫生经济管理水平的提升与深化，帮助其更好、更快地发展。

一、卫生经济管理知识

（一）重视质量和经济管理

卫生部门在发展过程中需要不断提升自身的服务质量，才能够全方位地发展与优化。同时，在发展过程中，卫生部门还需要兼顾相关的经济管理工作，对经济成本进行有效的控制，对相关的医疗资源进行最大化配置，同时还需要将其与质量管理相结合，从而有效提升管理水平与服务质量。近年来，随着医疗卫生服务业改革不断地深化与加快，其管理内涵也随之得到了丰富与深化，其中增加了相关经济费用的管理内容与方法，由此来改善服务的质量，有效地提升管理的质量。由此可知，在提升卫生经济管理水平时，需要将相关的经济概念与内涵和管理相融合，进而丰富并完善质量管理，推动医疗卫生事业高效、快速、稳步地发展，进而为人们提供更高质量的医疗卫生服务。

（二）加强卫生经济管理的必要性

开展卫生经济管理工作，是顺应社会与时代的发展要求。对当前社会普遍存在"看病难、看病贵"的问题，加强卫生经济管理，加强对医疗机构的管理，通过降低药品及检查项目的费用可以解决这些问题。除此之外，卫生部门加强卫生经济管理，采取科学、合理的措施降低卫生部门的运行成本，可以最大限度地合理规划相关资源，减少资源的浪费等。

二、加强卫生经济管理需关注的问题

（一）经济管理类人才的培养与引进

对于卫生经济管理工作而言，需要由专门的高素质经济管理类的人才来开展与实施。因此，就需要加强对该方面人才的培养，进而对整个卫生部门的经济管理意识进行强化。定期组织相关人才对先进的经济管理知识及经验进行学习，并使其与本部门的发展相适应，进而提出并实施适合自身的发展措施。同时，还可以通过引进经济管理方面的高素质人才来对卫生部门进行管理。通过对目前状况的有效分析，可采取针对性的改革措施，同时还应对卫生部门未来的发展趋势进行一定的分析，并依据分析的结果制定合理的发展规划。在加强经济管理人才的培养时，需要特别加强对卫生部门高层领导干部的培训，帮助其更好、更快地掌握相关的经济与管理类的知识以及相关的技能，进而促进其在经济管理中发挥出更大的领导带头作用，促使医疗卫生事业更好、更快地发展。

（二）卫生经济管理理念的转变

随着社会经济的发展，人们的思想观念在不断发展与转变。因此，卫生经济管理中的管理理念与思想也需要随着社会的发展而不断变化。因此，在卫生经济管理工作中，需要加强对相关成本的控制意识，尽可能地对相关资源进行科学、合理化的控制与管理，避免不必要浪费现象的产生。同时，还需要对卫生部门现有的人力、物力、财力进行合理规划与科学配置，进而才能够有效提升卫生部门的经济效益与社会效益。

（三）卫生经济管理措施的强化

在进行卫生经济管理的工作时，需要依据时代的发展及自身的实际情况来制定一些符合卫生部门实际的经济管理措施。同时，所制定的措施还必须符合以下几个相关的条件及要求：第一，对规定与标准进行相关的调整，使其规范化，提高管理工作的有效性；第二，对经济成本核算进行全面的考查。通过应用这些措施来有效降低卫生部门的经济成本，促进卫生部门经济管理工作的发展。

三、总结

随着医疗卫生事业的不断改革与深化，需要通过采取相关的经济管理措施、完善经济管理的体系等来提升卫生部门的经济效益，因此对卫生经济管理进行研究具有重要意义。希望本书的研究能为相关读者提供参考，为促进医疗卫生事业的发展贡献一份力量。

目　录

第一章 绪 论

【案例】21 世纪卫生系统改革对卫生经济学发展的影响

21 世纪，我国人口将进入老龄化，期望寿命继续延长，85 岁以上的老年人口将会很快增加。随之而来的医疗卫生变化以及高新技术的应用，如基因治疗、影像诊断、非侵袭性外科手术、器官移植等，促使卫生费用持续增长。公平和效率仍然是卫生经济学研究的永恒主题。卫生资金的筹集动员、卫生资源的合理配置和卫生改革的监测评价将成为研究的重点。我国全民医疗保障制度的建立还需要为此进行几十年的奋斗。各种控制医疗费用不合理增长的措施，包括支付方式、激励行为、风险调整、医院组合、管理保健、质量保证、信息管理和卫生立法等内容也将随着改革的深化而赋予卫生经济学新的研究内容。

根据我国当前城镇职工基本医疗保险制度改革和医药体制配套改革的需要，预计在未来几十年中，医疗保险、财务管理、医院管理、临床经济学和药品经济学等学科将会得到进一步发展。卫生改革是一项循证研究，各国应该相互学习卫生改革的经验。总之，21 世纪的卫生经济学发展方向应该紧紧围绕着人群健康状况的变化以及卫生改革的趋势，发现问题、解决问题。卫生经济学的理论只有通过改革的实践才能求得发展。

卫生经济学是经济学领域中的一支新兴分支学科，是应用经济学理论和方法研究卫生服务领域经济活动和经济关系的一门学科，是卫生部门或卫生服务领域的经济学。卫生经济学研究的对象是卫生服务过程中的经济活动和经济关系；卫生经济学研究的内容是揭示卫生服务过程中经济活动和经济关系的规律，以最优化地筹集、开发、配置和利用卫生资源，提高卫生服务的社会效益和经济效益。卫生经济学的产生与发展是社会、经济、人口、卫生等事业发展的必然结果。同时，由于卫生事业的发展是经济与社会发展的重要组成部分，只有认真研究卫生服务过程中的经济问题，才能正确地引导和促进卫生事业的改革和发展。

第一节　卫生经济学的产生和发展

卫生经济学是伴随着卫生服务社会化而产生和发展的。卫生经济学的发展历史，可以概括为卫生经济学思想的萌芽、传统卫生经济学与现代卫生经济学三个发展阶段。

一、卫生经济学思想的萌芽

17 世纪中叶，英国资产阶级革命推动了社会的迅猛发展，特别是城市的出现、社会分工和医院的形成，使卫生服务与服务对象之间、医疗机构内部人与外部人之间开始出现复杂的经济关系。由于人力资源的充裕程度和人群的健康状况关系到社会的稳定和经济的发展，因此，一些学者和政治家开始研究卫生、人口与社会经济发展的关系。其中，英国古典经济学家威廉·配第和19世纪英国的爱德文·查特维克被称为卫生经济研究的先驱者。

威廉·配第是著名的经济学家和统计学家。他认为，评价一个人的生命价值应根据这个人对生产的贡献。在这种思想的指导下，他计算拯救生命与健康的支出，并认为这些支出是一种很好的投资，因为投资效益大于投资成本。爱德文·查特维克是英国功利主义的信徒。他认为在经济运行过程中，人力是投资的产物，是对生产力的投资；改善人类卫生条件、预防疾病带来的效益大于建设医院来治疗这些疾病所带来的效益。此外，马克思和恩格斯在他们的经济学著作中也多处论述了卫生投入与再生产的关系以及社会制度与劳动者健康状况的关系。这些论述成为卫生经济学和社会医学最早的思想见解。

二、传统卫生经济学

大多数当代卫生经济学家认为，卫生经济学作为经济学的一个分支而产生并发展是20 世纪 50 年代和 20 世纪 60 年代的事情。20 世纪中叶，西方经济学家开始运用经济学的原理、概念和方法，研究和解决卫生及卫生服务过程中遇到的现象和问题，在不断解释现象和解决问题的过程中，卫生经济学作为一门经济学科产生并逐渐发展起来。当时，有不少的经济学家开始应用经济学的原理与方法研究卫生领域中的经济问题。其中，美国的金兹伯格、歌德曼以及英国的艾贝尔·史密斯和瑞典的缪尔达尔等被称为第一代卫生经济学家（也称为传统卫生经济学家）。英国卫生经济学家艾贝尔·史密斯从 20 世纪 60 年代开始在世界卫生组织的支持下从事卫生部门筹资与支出，即卫生费用研究。他从经济上明确卫生费用的定义，并将卫生费用划分为投资性费用和经常性费用，又按照费用的来源将卫生费用划分为直接支付部分和间接支付部分。他还从医学的角度将卫生费用划分为医疗费用、公共卫生费用、培养费用和研究费用等。

同期，加里·贝克尔1964年出版了《人力资本》，塞尔玛·马斯金发表了论文《把健康作为一种投资》（1962年）。几年以后，经过迈克尔·格罗斯曼的发展，人力资本模型在卫生领域的应用已臻完善。到了1983年，费尔德斯坦出版的《卫生保健经济学》成为首次被广泛采用的卫生经济学教材。

在为数众多的对卫生经济学的发展做出贡献的经济学家中，维克托·富克斯被公认为一位有杰出贡献的经济学家，是卫生经济学领域的一个主要代表人物。富克斯的著作涉及健康医疗保险、家庭、性和儿童问题等广泛领域。20多年来，他共写了9本书，编辑了6本书，发表了100多篇文章。他的代表作包括著名的三部曲《谁将生存》《我们如何生活》和《妇女对经济平等的要求》等。由于富克斯关于卫生经济学方面的著作质优且量大，西方经济学家认为完全有理由把富克斯看作卫生经济学的创立者。

20世纪60年代开始，卫生经济学有了十分显著的发展。1962年和1968年，美国先后召开了两次卫生经济学学术研讨会；1968年6月，世界卫生组织在莫斯科召开了第一次世界性的卫生经济学研讨会，并发表了题为《健康与疾病的经济学》的会议纪要，这三次会议，不仅标志着卫生经济学作为一门新兴的学科登上了学术论坛，更标志着卫生经济学的形成。20世纪70年代以来，世界卫生组织多次召开国际卫生经济学研讨会。

传统卫生经济学之所以把研究的重点放在费用数据等的收集与整理上，是因为主要是为政府决策服务，希望政府能够建立起一整套社会化的卫生保健制度，以解决社会日益增长的医疗费用支出，从而为社会经济的稳定和发展起到积极的作用。然而，随着社会经济的发展，传统卫生经济学的理论和方法在许多方面不适应世界卫生经济形势的发展，特别是其偏重于宏观卫生经济特征和运行机制的研究，缺乏对微观卫生经济问题的分析，机械翻版传统经济学，缺乏对卫生伦理、经济和福利经济特性的研究，同时又存在理论研究较强而方法论基础较差等局限。传统卫生经济学必将与时俱进，现代卫生经济学的出现成为历史必然。

三、现代卫生经济学

20世纪90年代以来，卫生经济学有了飞速的发展，一些国际组织开始关注卫生经济学研究与应用。如联合国儿童基金会致力于提高卫生筹资能力、卫生服务公平性与可及性、卫生服务社区筹资与参与、卫生人员的工作激励、卫生服务系统的持续发展、药品管理等研究，以加强各国基本卫生服务成本、筹资研究及服务质量研究。1993年，世界卫生组织（WHO）成立了卫生经济特别工作组，以便促进会员在制定和执行卫生政策的过程中更多地运用卫生经济学。世界银行在1993年关于"投资与健康"的世界发展报告中，提出了卫生总费用应该包括公共卫生费用、准政府卫生费用和个人卫生费用，此外还应包括对健康状况有直接影响的项目。这个报告为各国政府制定卫生经济政策提供了重要的信息。1996年，在加拿大温哥华召开了第一届国际卫生经济学会大会。2000年至2006年，又多次召开了国际和地区卫生经济学会学术研讨会。2009年7月，以"和谐发展——卫生与经济"为主题，在中国北京召开了第七届世界卫生经济大会。2011年，第八届世界卫生经济大会在加拿大的多伦多召开。20世纪90年代以来，卫生经济学已被越来越广泛地应用于卫生领域的各个方面，对世界卫生事业的发展发挥了巨大的作用，并使卫生经济学发展成为一门成熟的经济学分支学科。同传统卫生经济学相比，其研究的领域越来越广，范围越来越大，尤其是研究的方向发生了重大的变化，即由传统卫生经济学主要研究卫生费用、卫生成本、疾病负担等方面的数据收集和整理转向卫生治疗效果、卫生资源配置与利用、健康及卫生保健等领域中的经济问题。总体来看，现代卫生经济学的研究重点主要是以下几个方面。

（一）卫生总费用分析

现代卫生经济学认为，世界范围最大的卫生经济问题是国家之间、地区之间以及各阶层之间卫生费用的显著差异。发达国家和地区国民生产总值较高，用于卫生服务的费用比重较大，而发展中国家和地区国民生产总值较低，用于卫生服务的费用比重较小，这就反映出世界卫生资源配置的不合理性，使世界各国人们在接受卫生服务上存在着严重的不公平现象。如何解决卫生资源配置的不合理状况不仅是一个经济学问题，还是一个社会伦理问题。因此，卫生经济学家呼吁，不仅要揭示不公平的卫生资源配置现实，更应该从理论上找到解决不公平现象的方法。卫生总费用分析方法就是从各国卫生总费用的筹集与使用两个方面来分析卫生费用流向，国家或地区间卫生经济政策、卫生保健效率及公平性等，以决定卫生费用的优先配置及重点；通过世界卫生组织及鼓励发达国家和地区帮助和扶持发展中国家和地区，增加发展中国家和地区的卫生服务费用投入，缩小世界各国人们接受卫生服务方面的差距。

（二）健康保障制度

现代卫生经济学认为，世界各国采取了形式各异的卫生保健制度，如国家卫生服务制、全民健康保险制、社会健康保险制以及私人健康保险制等，而卫生保健制度的差异对卫生服务质量的改善并不存在决定作用。在这种状况下，卫生经济学的研究有责任深入分析不同卫生保健制度的相对社会效益和经济效益，趋利避弊，最大限度地建立和完善卫生保健制度，促进整个卫生事业的发展。目前，我国正在探索建立的城镇职工医疗保险、城镇居民医疗保险、农村合作医疗与城乡医疗救助卫生保健制度就是一种积极的尝试。

（三）健康效益的衡量

现代卫生经济学认为，随着社会经济的发展，健康效益的衡量已经发生了重大的变化，生存与期望寿命不再是衡量健康效益的最重要的标准，人们的生活质量成为健康效益衡量的最重要内容。近年来，世界银行提出的生活质量指数（PQLY）和联合国发展计划署提出的人类发展指数（HDI）均间接或直接反映了经济、卫生方面的发展对人类生命质量的影响。卫生经济学家们也试图以"健康概况""健康指数"等量化方式来分析人们生活质量的高低以及对健康效益准确衡量。在这些方面虽然已经取得了一定的进展，但仍然有必要进行深入的研究。

（四）卫生经济学基本理论

现代卫生经济学的一些基本理论，如微观卫生经济学的需求与供给理论、卫生服务消费者行为理论、卫生服务供给理论、竞争理论、价格理论、成本理论、资本最优化理论等，以及宏观卫生经济学的政府调节理论、卫生制度理论等均是现代卫生经济学研究的重要内容。此外，内部市场问题、卫生改革的模式等问题也是近年来卫生经济学研究的重要方面。同时，现代卫生经济学研究的重点领域还有卫生服务内部市场研究，卫生服务投入与产出研究，卫生服务需要、需求与卫生资源配置研究等。

我国卫生经济学的研究起步较晚，可以说是在党的十一届三中全会以后，根据我国改革开放的实践需要而产生并发展起来的。1983年，中国卫生经济研究会（现改为中国卫生经济学会）成立，并创办了《中国卫生经济》杂志，标志着中国卫生经济学的诞生。此后全国30多个省、市和地区相继成立了卫生经济研究分会。自20世纪90年代以来，我国卫生经济学发展较快，其理论与方法被广泛地应用于我国卫生领域的各个方面，并培养了一大批卫生经济学人才，使卫生经济学学科得到了进一步的充实与发展。1991年6月，卫计委与世界银行经济发展学院共同发起成立了"中国卫生经济培训与研究网络"。该"网络"的宗旨是为加速我国卫生改革与发展，培训我国高层次卫生管理人员和中层计划财务管理人员，使他们能在当前经济转型时期更新观念，从而适应市场经济的发展，转变工作职能，积极开展卫生经济方面的研究，为我国卫生行政部门制定卫生经济政策提供科学的依据。中国卫生经济培训与研究网络的成立标志着中国卫生经济学的发展进入了一个新的阶段。

目前，中国卫生经济学已经从无到有，研究队伍从小到大，研究领域从狭窄到逐步拓宽，研究水平也逐步提高，使中国卫生经济学得到了较快的发展，尤其是在关于我国卫生事业的性质、地位和作用，卫生服务市场与政府作用，健康保障制度，卫生筹资，区域卫生发展规划理论与实践，卫生总费用，政府卫生职能转变，卫生服务供给者行为规范，医疗服务价格与补偿，药物经济学，以及卫生体系等众多领域，中国卫生经济学研究都已取得了重大进展。随着我国医药卫生体制改革的深入，中国卫生经济学的研究和发展将会走上一个更高的台阶。

第二节 卫生经济学的研究对象和方法

卫生经济学是研究卫生服务过程中的经济活动和经济关系的一门经济学。因此，卫生经济学研究的任务就是要揭示卫生服务过程中经济活动和经济关系的客观规律，最优化地筹集、开发、配置和利用卫生资源，以提高卫生服务领域投入产出的社会效益和经济效益。卫生经济学是一门交叉经济学，卫生经济学研究要求站在整个社会、整个经济发展的高度，把增进健康和防治疾病的社会效益当作卫生经济学研究工作的首要任务。

一、卫生经济学的研究对象

卫生经济学研究的对象是卫生服务领域中的经济活动和经济关系。卫生经济学的研究对象主要包括以下几个方面。

（一）卫生资源的开发

卫生资源指的是提供卫生服务时使用的各种经济资源，包括人力资源、物质资源以及信息资源等。卫生资源的开发，不仅反映卫生部门的卫生供给行为，而且反映社会经济发展对卫生事业的影响。由于卫生事业是劳动密集型和智力密集型行业，因此，卫生经济学研究涉及卫生人力资源的开发、卫生技术的开发、卫生设施的建设，以及卫生信息的收集、整理、开发、利用等方面。

（二）卫生资源的筹集和合理分配

卫生资源的筹集和分配是否合理，对于发挥卫生资源的效益产生很大影响。在当前历史条件下，各国可供使用的卫生资源都是有限的。因而有限的卫生资源如何在不同的卫生服务领域乃至不同地区、阶层间分配，才能实现既有效率又公平合理的服务目标，是卫生经济学研究的重要领域。

（三）卫生资源的最优使用

卫生资源是有限的，因此要研究如何提高有限的卫生资源的使用效率，使有限的卫生资源投入获得最大的卫生服务产出。只有正确处理国家、集体与个人之间的经济利益关系，协调卫生服务需要、需求与卫生资源供给之间的关系，制订和实施区域卫生规划，优化卫生资源配置，加强卫生机构成本核算和管理，才能实现卫生资源最优使用的目的。

（四）卫生服务产出评价

卫生资源的使用过程就是卫生服务过程。但是，卫生服务本身并不是卫生资源投入与使用的最终目的。卫生服务的最终目的是提高人们的健康水平和生活质量，从而发展社会生产力。从经济学角度看，卫生服务是健康投资，其效益要由人们健康水平的提高、社会经济的发展和人们福利的满足程度来评价与衡量。因此，不能简单地根据卫生服务的数量来评价卫生服务产出的效益。如何正确评价与衡量卫生服务的效益，是卫生经济学研究的重要课题。

（五）健康保障制度

由于人们的收入是有限的，一旦患重病或大病，个人或家庭难以承受沉重的疾病经济负担，从而失去正常生活乃至再生产的经济基础。因此，各国都在积极探索和建立各种不同形式的健康保障制度，以互助共济、风险分担的方式减轻个人或家庭的疾病经济负担。中国城镇职工医疗保险制度改革，城镇居民医疗保险与农村合作医疗的建立、发展和完善，涉及社会经济的方方面面，存在种种困难，卫生经济学研究面临极其艰巨的任务。

（六）卫生经济关系与经济活动

卫生服务过程是经济活动过程，自然存在着各种各样的经济关系。卫生经济活动水平就是卫生生产力问题，属于卫生领域中的经济基础，而卫生经济关系就是卫生领域的上层建筑。因此，在社会主义市场经济条件下，研究卫生经济活动的规律，改革不适应卫生经济发展的卫生经济关系是卫生经济学研究的重要课题。

二、卫生经济学的研究方法

（一）经济学分析方法及其应用

经济学的分析方法有两类，即实证经济学分析和规范经济学分析。实证经济学分析研究"是什么"的问题或实际经济问题"是如何解决"的问题，即对事实或现象的描述；规范经济学分析则研究"应该是什么"的问题或实际经济问题"应该如何解决"的问题。同时，经济学又可以分为微观经济学和宏观经济学两大领域。微观经济学研究微观经济主体的经济行为、某种或某类商品或服务的经济规律及其影响因素；宏观经济学则研究世界和国家总体的经济状况、社会经济总量的经济规律及其影响因素。通过经济学分析可以对卫生经济现象或经济行为进行解释和预测。经济理论是解释和预测经济现象或经济行为的基础，依据经济学理论的基本概念、假设和公理化的推理体系，可以解释所观察到的卫生经济现象或行为，并在此基础上对卫生服务进行预测。

利用统计学或计量经济学的技术与方法可以对经济理论加以模型化，即建立经济模型。它是经济理论的数学表述，可以综合描述多个经济变量之间的复杂关系，并可以此进行定量预测。

最优化技术和均衡技术是经济分析中常常使用的两个基本工具。前者是指在分配稀缺的资源时如何以最低的投入获得最大的产出，即产出一定时成本最低或成本一定时产出最大；而后者是指如何确定供需达到了均衡状态的经济分析工具。

当然，解决卫生领域中的经济问题涉及很多经济理论与方法，而这些理论与方法是在既定假设前提下建立的，只有在满足这些假设前提的情况下，经济理论和方法才适用。由于卫生服务具有特殊性，因此，在应用经济学理论和方法进行卫生经济分析与研究时，要注意在卫生领域是否存在着经济理论和方法建立的假设前提，从而要辩证地应用和看待经济理论和方法的适应性问题。

（二）其他学科研究方法的应用

现代卫生经济问题不仅仅是一个单纯的经济问题，因此，现代卫生经济问题的分析与研究除了利用经济学的理论和方法外，还需要吸收和利用其他学科如社会学、人类学、心理学、行为学、管理学、政策学和医学等多种学科的理论和方法，才能综合运用多学科的理论、方法和思维方式，从不同的角度来探索和研究卫生经济规律，实现卫生资源配置效益的最大化。

第三节　卫生经济学的主要内容

卫生经济学是应用经济学的基本理论和方法揭示卫生服务过程中的经济活动和经济关系的客观规律，最优化地筹集、开发、配置和利用卫生资源，以提高卫生服务领域投入产出的社会效益和经济效益。因此，卫生经济学的主要内容涉及与卫生服务的提供和利用有关的许多领域。

一、卫生服务市场

在卫生服务市场，需求、供给和价格的相互关系，卫生服务提供者和需求者的相互作用，影响供求行为的因素以及市场和政府各自在卫生服务领域作用的发挥等，构成了卫生经济学的基本内容。

二、卫生服务供给体系

卫生服务供给体系由各类不同特征的卫生服务提供者（卫生机构）所组成，是提供各种卫生服务的资源基础和前提条件。对卫生服务供给体系的研究，主要集中于卫生服务供给体系的特征、影响因素，及其对卫生服务的供给类型、数量、结构和卫生费用的影响等方面。

三、卫生资源的筹资、分配与使用

卫生资源的开发，不仅反映卫生部门的卫生供给行为，还反映社会经济发展对卫生事业的影响。卫生经济学研究涉及卫生资源的筹资、分配与使用的各个方面，特别是卫生人力资源与技术的开发，卫生设施的建设，卫生信息的收集、整理、开发、利用，以及卫生资源的筹集渠道、筹集水平、分配方式、流向与结构、卫生资源的使用效果与效率等方面。

四、卫生经济学评价

卫生经济学评价是应用一定的经济学分析与评价方法，对卫生资源投入效果和效益进行评价，目的是探讨有限的卫生资源如何发挥最优的配置作用。卫生经济学评价的方法主要包括成本—效益分析、成本—效果分析和成本—效用分析三种方法。

五、医疗保障制度

医疗保障制度作为收入再分配和卫生资源（资金）筹集的一种形式，具有调节卫生资源配置的作用，并通过不同的支付方式和费用分担方式影响卫生服务供需双方的行为，进而对卫生服务的利用和提供以及卫生费用产生影响。医疗保障制度研究主要包括各种形式的医疗保险，如医疗保险系统、医疗保险模式以及医疗保险费用的控制等。

六、卫生机构的经营管理

在市场经济体制下，卫生机构如何适应外部经济环境变化，建立起有效的管理和经营机制，使卫生服务生产要素的投入与产出达到最优，从而高效率地提供卫生服务以满足市场需求，是微观经济主体进行经营管理的核心问题。卫生机构的经营管理涉及卫生机构产权制度改革、管理体制改革、运行机制完善，以及相应的卫生机构管理制度、人事制度、分配制度、成本控制制度等内容的研究。

七、药品经济学研究

药品经济学是近年来逐渐发展起来的新型边缘学科，它是应用经济学的理论和方法研究药品资源的配置和利用效率以及药品与其他卫生服务和资源的经济关系，以促进临床合理用药，进而控制药品费用的不合理增长，完善医疗机构的补偿机制，并为政府制定药品政策提供依据。

此外，卫生经济学的主要内容还包括卫生筹资与支付、卫生总费用、基本卫生服务、区域卫生规划、疾病经济负担、健康投资、医疗机构管理体制与绩效管理、卫生经济政策分析以及卫生系统绩效评价等。

第四节　卫生经济学研究与卫生改革

一、卫生经济学相关研究

随着我国社会主义经济体制的建立和完善，加快卫生体制改革的步伐是必然的改革方向。从卫生经济学确立以来，卫生经济学理论研究与应用对卫生改革与发展、卫生政策改善、卫生计划制订与实施等发挥了重要作用。可以说，卫生改革与发展推进了卫生经济学的理论发展与实践研究，而卫生经济学的理论发展与实践研究促进了卫生改革与发展。理论与实践证明，缺乏理论指导的卫生改革实践通常带有盲目性，而缺乏实践的卫生改革理论又往往是空洞的，卫生改革的实践需要卫生经济理论的支持与指导，同时也推动了卫生经济理论研究的发展。因此，卫生经济研究与卫生改革存在密切联系。

2009 年，中共中央、国务院颁发了《关于深化医药卫生体制改革的意见》，标志着我国卫生改革与发展进入了一个新的历史阶段。2012 年，党的十八大报告提出，要按照"保基本、强基层、建机制"的要求，着眼于完善健康政策，为实现"人人享有基本医疗卫生服务"这一目标做出了进一步的安排。2013 年，党的十八届三中全会《中共中央关于全面深化改革若干重大问题的决定》强调：建立更加公平、可持续的社会保障制度，要深化医药卫生体制改革。实现公共服务均等化是我国近年的一项重要社会政策，而"以人人享有基本医疗卫生服务"为导向是深化医药卫生体制改革的核心目标。从我国医药卫生体制改革来看，卫生经济学原理为新医改方案的制定提供了理论依据；同时，卫生经济学研究对象是卫生服务领域中的经济活动和经济关系，与新医改方案中努力改革和完善卫生服务体系的政策取向密不可分；另外，卫生经济学的研究任务就是揭示卫生服务领域中经济活动和经济关系的规律，以便最优地筹集、开发、分配和使用卫生资源，达到提高卫生经济效益和社会效益的目的，这与新医改的总体目标正好吻合，可以说，卫生经济学为新医改的实施、职能的发挥起到引导作用。回顾我国医药卫生改革历程，我国卫生事业发展经历了从"预防为主"到"市场化改革"再到"恢复公益性"三个阶段，这种转变对我国卫生事业的发展产生了深刻的影响，在科学发展观指引下的新医改，标志着我国卫生事业发展战略的重大转型，对促进城乡卫生事业统筹发展具有非常重要的意义。

当前，在深化医药卫生体制改革的背景下，我国卫生改革与发展正面临许多急需要研究的卫生经济问题，成为卫生经济学研究的热点，如卫生改革的取向、政府的卫生职能、医疗机构产权制度改革、医疗机构的分类管理、卫生资源配置、卫生服务提供体系建设、医疗费用控制、药品问题及其改革、农村卫生发展、健康保障制度改革等，要求卫生经济理论与实践研究不断深化，这是我国卫生经济学界面临的新任务与历史使命，也是我国卫生经济学发展的新机遇与新挑战。随着卫生经济学理论与实践研究的不断深入，相信我国卫生改革中遇到的各类问题会得到有效解决，从而加快我国医药卫生体制改革的步伐，为建立和完善我国基本医疗卫生制度做出应有的贡献，并使卫生经济学理论与实践研究进入新的学科发展阶段。

二、21 世纪卫生经济学的作用及发展方向

21 世纪卫生经济学的作用：应该努力将经济分析方法用于卫生政策的研究，改善信息收集工作，如通过多目的的家庭调查，收集有关个人收入、卫生服务利用及价格的资料，调查卫生费用的支出流向为卫生总费用的计算提供数据。卫生服务购买者与提供者的新概念和组织间分工及竞争已被强调。购买者要对消费者负责，提供者应提供有效的服务，公共政策应促进提供者间的竞争，增加消费者的就医选择和满意度，降低成本、提高效率、改进质量。卫生部门与医院间签订合同后会对成本及医疗质量带来影响，往往会激励医院为追求利润最大化从而建立集团结构。最终形成了医院高度自主经营，医生工作绩效与其报酬挂钩，通过竞争提高工作效率的局面。

未来卫生经济学的发展将集中在三个重点方向：一是关于卫生机构内部组织的变化，包括不同筹贷方式、不同所有制和管理方式对医院行为的影响；二是研究外部支付方式对医疗提供者的激励影响，由于卫生系统的分权下放，支付机制成为影响行为的主要因素；三是研究政府制定的规章制度，其他卫生经济方面的研究仍需继续下去，如成本效果分析、改进预算与计划、监测卫生部门的产出及结果的测量等。

第二章　基本理论及其经济分析

　　卫生经济学是研究如何按照公平性和有效性的原则来配置有限的卫生资源，满足人们不断增长的医疗卫生服务需求的一门学科。作为经济学的分支，卫生经济学同样遵循经济学的基本原理。虽然医疗服务有很多独特的性质，但这些基本原理仍然是人们进一步深入研究卫生资源配置的起点和基础。本章介绍经济学的基本模型——完全竞争模型，该模型对卫生资源配置的效率问题（而不是公平问题）提供了一种可能的解决方案。利用该模型，我们还将对医疗费用增长的一般趋势进行讨论，并介绍遏制费用增长的一些研究结果和看法。

第一节　完全竞争与价格接受行为

　　完全竞争市场模型由价格接受行为、需求和供给三部分构成，主要结论是：价格可以引导资源配置，达到帕累托最优境界。竞争市场模型是经济学的一个基本模型，是分析经济问题的基准或参照系。

　　竞争行为数之不尽，其中有一种比较特殊，称为完全竞争。买卖双方逆来顺受，随波逐流，被动地接受现行市价。卖主叫价高于市价，则完全卖不动，因为有无数其他卖主愿意按市价出售；买主压价，出价低于市价，将一无所获，因为无数其他买主愿意按市价购买。这就是价格接受行为，又称为受价行为。这时，买卖双方都是价格接受者。当然，买主可以排队抢购，发送需求信号，卖主可以增加或减少产量，发送供给信号。

　　完全竞争由四个方面的因素造成：卖主提供的物品或劳务完全相同（物品或劳务可以免费地无限分类，直到完全"同质"，并且具有交易各方一致认同的"度量"）；市场信息可以免费获取，每个人都是完全的知情者；存在大量的"小"参与者，单个买主和卖主的交易量与市场总交易量相比微不足道；其资源可以自由流动，存在进入和退出障碍。张五常认为，只要生产者出售的物品或劳务没有疑问地相同，潜在竞争者的参与易如反掌，就会出现价格接受行为。

　　严格地说，只有能够在期货市场成交的物品（如黄金、白银、木材、花生、鸡蛋等）才能真正形成完全竞争市场，这样的物品全世界只有几十种。股票、债券、贵金属、农产品和日用品市场非常接近完全竞争；汽车（如通用、福特、克莱斯勒、丰田等）和运动品牌（如耐克，阿迪达斯，斐乐等）市场显然不是完全竞争的；绝大多数工业品和零售商品市场都不是完全竞争的，不同企业出售的同类商品或多或少都有一些差别，消费者支付的价格（包括路费）和所买到的东西（包括售后服务乃至服务态度）不可能完全相同。

完全竞争不是常态，但人们还是优先使用完全竞争模型来分析问题。第一，完全竞争模型非常简洁，能方便地对需求、供给和政府政策变化造成的市场反应做出强有力的预测，追求"大致的对"而不是"精确的错"。例如，世界石油市场不是完全竞争的，假设中东地区发生战争，完全竞争模型预言短期石油价格将上升，销售量减少，而长期又会回落，这无疑是正确的。医疗服务之间的竞争也是不完全的，当政府通过严格的职业医师执照控制市场进入并排除一些民间疗法时，完全竞争模型预言医生收入将增加，也不会有错。第二，许多市场非常接近完全竞争。全球电视机市场虽然只有几十个卖家，但每一个都不能对价格施加重大影响，不同品牌电视机之间确有差别，但消费者的品牌偏好并非十分强烈，现有企业的经销网络对新进入者是一个障碍，但只要价格足够高，还是会有新的进入。很多比较简单、技术成熟的医疗服务项目之间，药品生产企业之间，医疗保险业之间，竞争都非常激烈。第三，市场往往是有层次的。原油开采这一环节虽然是垄断的，但经销商与零售商环节、零售商与消费者环节则是竞争性的。第四，实践证明，利用完全竞争模型对诸如家电、快餐、高等教育和医疗保健市场进行分析，能够做出相当准确的预测，把握其主要特征。

不完全竞争主要表现为觅价和造价。卖者加价则少卖，减价可以多卖，出售者寻寻觅觅，希望确定一个对自己最有利的价格，就是觅价行为。视交易环境不同，觅价行为大致可以分为垄断、垄断竞争和寡头竞争三种情况。造价是指卖者故意造假价，希望顾客中计，这往往是由信息不对称所致。

第二节　需求与供给

一种物品或劳务的需求量是消费者在某一既定时期购买的数量。没有时间限制，需求量的大小无从确定，所以需求量一定要用单位时间内的购买数量来表示。影响消费者购买数量的因素很多，如果只关注价格与需求量之间的关系，则有所谓的需求定律：其他条件不变，一种物品或劳务的价格下降，其需求量必定上升。以纵轴为价格，横轴为需求量，需求定律就表现为一条向右下倾斜的曲线，称为需求曲线，简称为需求。市场需求是个体需求的集结，市场需求曲线是该市场中所有消费者个人需求曲线沿横轴水平相加而得到的。

一、市场需求仍然满足需求定律

需求定律是一种行为约束，是经济学的一个基础假设，直觉上，没有人会反对。下面我们换一个角度来分析需求定律。

购买或消费物品及劳务是为了得到享受、快乐、幸福、价值，乃至表达虔诚。这些都是个体的主观感受，如人饮水，冷暖自知。但是，如果一个人最多愿意为今年的第一次体检放弃250千克大米，则可以肯定，他认为这次体检对他的价值与250千克大米对他的价值相同。进一步，假设大米价格是2元0.5千克，那么，他一定也会认为这次体检的价值与1 000元的价值是相同的。重要的是，对于推测行为及价值增减，这就足够了。如果一次体检的市场价格是800元（200千克大米），他一定会去体检，因为价值增加（增加多少只有他自己知道）；如果体检价格是1 000元（250千克大米），他也愿意，因为价值不变；如果体检价格是1 200元（300千克大米），他一定不会去，因为价值减少了（减少了多少也只有他自己知道）。

解释或推测行为只需从边际收益上来判断。因为权衡取舍，往往不是有或无的选择，而是多一些或少一些的问题。在原来的基础上，一个人为增加消费一单位某种物品或劳务所愿意放弃的其他物品或劳务的最大数量（或折算成货币数量），称为这一单位物品或劳务对他的边际收益。边际收益是消费者对额外一单位物品或劳务的真实评价。假设一个人今年第一次体检的边际收益是1 000元人民币（或250千克大米），表明了两件事：这两种东西对他的价值相同，或者说，他对两者的评价相同；他最多愿意支付1 000元（或250千克大米）购买"今年的第一次体检"，所以边际收益又被称为支付意愿，或最高需求价格。

边际收益递减定律：所消费的任何一种物品或劳务越多，消费者由此得到的边际收益越小。该原理甚至可以追溯到神经生理学，随着刺激次数增多，大脑对刺激的反应越来越弱。例如，今年的第一次体检，某人的支付意愿可能是1 000元（250千克大米）。第二次呢？可能降到800元（200千克大米）。第三次呢？可能降到600元（150千克大米）。第一百次呢？倒贴100元（25千克大米），他可能也不愿意去。支付意愿越来越小，边际收益递减。

我们来推测该消费者的行为：体检价格是1 000元一次，他今年会体检一次，但不会有第二次；体检价格降到800元一次，他今年会体检两次，但不会有第三次。这就是需求定律。需求定律就是边际收益递减定律，需求曲线就是边际收益曲线，"价格"代表消费者的边际收益，或支付意愿，或最高需求价格，是讨价还价的底线。消费者追求利益最大，讨价还价的底线不会轻易暴露，因而实际成交价要视不同局限条件而定。完全竞争就是一种局限条件：消费者之间不得不相互竞价，最后，都不得不被动地接受市价。

二、需求的变动

影响需求的因素很多。需求定律中的"其他条件"主要包括替代品价格、互补品价格、消费者的货币收入、人口数量、该物品或劳务的预期价格、偏好（可归结为信息）。如果这些因素发生变化，需求会变，需求曲线整体向左或向右移动。具体如下：替代品价格上涨、互补品价格下降、货币收入增加、该物品或劳务的消费群体扩大、预期该物品或劳务费价格将会上涨，偏好变化更趋向该物品或劳务（如铺天盖地的广告，专家认定保健品能改善健康或某种药品或治疗手段效果好），需求将增加（需求曲线右移）。反之则相反。

三、要素需求

为了提供医疗服务，需要投入很多物品和劳务（医护人员、管理人员、医疗设备、病房大楼等），这些物品和劳务称为生产要素。要素需求与消费品需求的唯一差别在于，要素是用来生产其他物品或劳务，而不是直接用于享受的。要素需求的利益表现为产品售出后所得到的货币收益。其他要素投入量不变，单独增加某种或某些要素的投入量，边际服务量（边际产量）递减。服务量乘以价格就是医院的收益，所以边际收益也应递减。因此，要素需求同样满足需求定律：需求曲线向右下倾斜。

影响医护劳动需求的因素有如下三方面。第一，凡是能够提高要素边际产量或边际收益的变化，都将导致对该因素的需求增加。反之则相反。医疗服务价格上涨（或对医疗服务的需求增加）将提高医护劳动的边际收益，对这些要素的需求也将增加。但是，医药科学技术进步，可能提高也可能降低医护劳动的边际服务量，要素需求或增加，或减少，这主要取决于新技术与劳动之间是互补的还是相互替代的。例如，网络化管理和无纸化办公，高技能医院管理人员的需求增加而低技能管理人员的需求减少，因为前者与这些先进设备是互补的，后者则将可以被它们替代。第二，其他投入品价格。例如，电脑价格下降，医院更多地使用电脑，从而对高技能人员的需求增加，而对低技能人员的需求减少。第三，医疗行业规模扩大，医院数量增加，对医护人员的需求也将增加。

四、边际成本递增与供给定律

一种物品或劳务的供给量是指生产者在某一既定时期出售商品或服务的数量。供给量要用单位时间内的数量来衡量（可以理解为生产率）。影响生产者供给数量的因素很多。只关注价格与供给量之间的关系，则有所谓的供给定律：其他条件不变，一种物品或劳务的价格升高，供给量必定上升。以纵轴为价格，以横轴为供给量，供给定律就表现为一条向右上倾斜的曲线，称为供给曲线。经济学也将供给量与价格之间的整个关系称为供给。所有生产者的供给曲线沿横轴水平相加便得到市场供给曲线。市场供给仍然满足供给定律。

供给定律也是一种行为约束。能卖到好价钱，就应该多卖一点，似乎也是常识。换一个角度来看供给定律，就会有更深的理解。

为了得到某物而不得不放弃的东西称为机会成本。早睡觉，获得的是健康，放弃的是吃喝玩乐或证明数学定理；让更多的人去研究艾滋病和癌症，放弃的是环保技术开发或航天飞机的制造；政府医疗支出增加，则会减少国防或私人支出（更高的税收）。与会计学上的成本概念不同，经济学上没有不是机会成本的成本，因而往往省略"机会"两字而称之为"成本"。于是，成本也就可以定义为"无可避免的最高代价"。

再多生产一单位物品或劳务必须放弃的东西，称为边际成本。随着某种物品或劳务产量的增加，再增加产出额外一单位这种物品或劳务，人们必须放弃的东西越来越多，这就是边际成本递增定律，或称为机会成本递增定律。

以医疗服务和大米生产为例，说明边际成本递增原理。一开始，那些已经接受医学教育的人在做医生和护士，那些出于医疗目的而建造的大楼是医院，医院建于最佳的地理位置。这样每年可以提供100万单位的医疗服务（怎么度量是另一个问题。例如，每年救助的生命数量，或者每年肾移植手术次数等）。现在，为了多提供一单位医疗服务，就不得不在部分肥沃的农地上建筑房屋，将一些农民培训成不熟练的医生和护士。大米产量将减少，比如说减少5万千克，这就是增加一单位医疗服务的边际成本。进一步，为了更多提供一单位医疗服务，可能就不得不在更肥沃的农地上建医院，将粮仓改为病房，将更多的农民培训为更不熟练的医生和护士，将拖拉机作为救护车。这时，大米产量将减少得更多，边际成本会增加。医疗服务增加很少，而大米减少很多。

一般来说，最有能力的管理人员、最有效率的员工、最适宜的生产技术、最合适的地理位置，总是优先被各个行业所采用。当某种物品或劳务的供给量增加时，必然要投入更多的生产资源，一些越来越多的并不适宜生产该物品或劳务的资源不得不被转移过来，为了赶工，组织、管理、技术等难免粗糙，或手忙脚乱，因而该物品或劳务的产量增加将越来越小，而其他物品或劳务的损失却越来越大。这就是边际成本（机会成本）递增原理。

假定大米的价格是2元0.5千克，在原来100万单位的基础上，增加一单位医疗服务的边际成本是20万元，因而至少必须得到20万元的回报。否则，就没有必要再多提供这一单位的医疗服务。因此，边际成本也称为最低供给价格。

显然，如果医疗服务价格是20万元1单位，人们每年愿意提供100万元1单位医疗服务，如果价格增高到40万元，人们每年愿意提供100万元2单位医疗服务。这就是供给定律。供给定律就是边际成本递增定律，供给曲线就是边际成本曲线，其中的"价格"代表生产者的边际成本，或最低供给价格，是讨价还价的底线。生产者追求利益最大，总是可收则尽收，卖价越高越好，不会轻易暴露底线，因而实际成交价视不同局限条件而定。当然，任何生产者任何时候都不可能漫天要价，因为有最高需求价格的约束。完全竞争市场是一个很强的约束，生产者之间不得不相互竞价，最后，都不得不被动地接受市价。

五、平均成本与边际成本

单独看一个生产单位，边际成本可能会先下降，但最终必定上升。这个问题很复杂，经济学目前还没有明确的论述。我们从以下三个方面来具体看待这一问题。

首先，供给曲线图上横坐标所代表的供给量，是单位时间内的数量（生产率）。供给量增加，就是生产率提高。企业都有一个营业计划，而且大多没有预先设定的终止日期。任何人开一家餐馆或一所医院，不会一开始就打算开一两年就关闭，更不可能因为供给量（生产率）增加，就缩短营业计划，提前关闭企业。因此，说供给量增加，意味着生产率提高和预期的总产量增加。例如，一个开业医师比较悲观，预期他的牙医诊所寿命只有一年（每个月都开业），那么，当供给量（就诊量）从每月 150 人次增加到每月 300 人次时，他预期的总服务量将从 1 800 人次增加到 3 600 人次。

其次，在预期的医院寿命期内，日就诊人次（供给量）上升，总服务量增加，可能会导致平均成本和边际成本下降。第一，总服务量越大，可选用的低成本方法越多。例如，网络化管理、先进的大型医疗设备等，都需要有大量的门急诊量来支撑。第二，熟能生巧。量大容许增加专业分工，医护人员也会有较多的学习和实践机会，提高效率（从只有一个医生的诊所，到雇佣一些助手和护理人员，再发展到一所综合医院的过程）。第三，医疗服务总量越大，诸如药品、各种日常医疗易耗品等，医院就可以考虑与供应商签订长期合同，节约开支（交易费用）。长期合同还有利于聘请到技术好、效率高的医护人员。第四，准备成本与试产成本的摊分，量大则平均成本下降。例如，与大公司洽谈、签约医疗业务。

最后，供给量上升到某一水平后，平均成本必上升。第一，日就诊人次上升，医院的各种投入要素（医护人员、医疗设备、病房大楼、床位等）不太容易同时调整，边际产量下降定律将发挥作用，边际成本与平均成本增大。第二，考虑到不确定因素和市场竞争，医院决策者可能认为目前日就诊量的上升只是暂时性的，那么，日就诊人次急升，医院可能不愿意增加设备和扩大员工数量，而是加班加点地赶工，或临时找人救急。赶工在管理、组织和技术上容易发生差错，加班加点甚至临时抽调不同科室人员，相互顶替，效率不高。临时性的工作往往难以聘到好医生，或须支付更高工资。第三，准备成本与试产成本可能要重复。

综合以上几点，开始时供给量（生产率）增加（总量也增加），平均成本下降效应可能比上升效应要强一些，因而平均成本趋于下降。但是当供给量（生产率）继续增加（总量也增加）到了某一水平以后，生产率增加导致平均成本急升的效应会比总量增加导致平均成本下降的效应更明显，平均成本最终将上升。因此，平均成本曲线一般是碗形的，边际成本曲线自下而上穿过"碗底"。

六、供给的变动

影响供给的因素很多。供给定律中的"其他条件"主要包括：投入品价格、备选品价格（资源和技术容易变通使用而生产出来的其他产品，如录制的磁带与空白磁带，牛肉和牛排）、生产技术和管理方法、生产者对该物品或劳务未来价格预期。这些因素变化，供给会变（供给曲线整体向左或右移动）。具体是投入品价格下降、备选品价格下降、降低成本的生产技术创新或管理变革、预期未来价格下降，则供给增加。反之则相反。

第三节　竞争均衡与资源的有效利用

一、竞争均衡

在完全竞争市场中，单个的消费者和生产者都不能自行决定市场价格，实际的成交价只能由市场需求和市场供给共同决定。科斯和张五常都认为："要知道一个人对某物品或劳务的真实评价（边际收益），唯一可靠的办法是，让他拿出真金白银，强逼着他出价。"因此，完全竞争就是一种强逼人出价的办法。

均衡价格和均衡数量是完全竞争市场中的实际成交价和成交量。因为任何高于 P 的价格都会导致超额供给（供大于求），卖方不得不竞相压价，而任何低于 P 的价格将导致超额需求（供不应求），买方为了追逐短缺的物品或劳务，不得不竞相抬价。因此，均衡价格只能是 P，均衡数量 Q 同时也就被确定了。这就是价格机制的运作原理，称为供求定律。供方之间的竞争，需方之间的竞争，以及供需双方的互动，引导市场自动趋向某种状态，其中，没有未被满足的需求，也没有多余的供给。

单独看任何一种物品或劳务市场，均衡有一个重要的含义：在竞争约束下，其他条件不变，双方的收益（价值）都不可能再增大。任何低于均衡数量的产量，消费者的边际收益（最高需求价格）大于生产者的边际成本（最低供给价格），增加一单位供应，并以某一个（小于最高需求价格并大于最低供给价格）价格成交，双方都可以"多赚到"一些货币（意味着一定数量的"物品或劳务"），价值都可以增大。任何高于均衡数量的产量，不论以哪一种（大于最高需求价格并小于最低供给价格的）价格成交，双方的价值都减小。

上面的均衡也称为局部均衡或部分均衡，因为它只是大量物品和劳务中的一种，并且其他物品和劳务价格的变化在"假定"范围内。仍以体检为例，假设供需双方均以大米作为替换比较的基准（假设他们都喜欢大米），来表达最高需求价格和最低供给价格。当大米是 2 元一斤时，体检市场实现了均衡。但此时大米市场还没有实现均衡，米价还在变化之中，假设升到一斤 3 元。这样一来，体检市场的需求曲线和供给曲线又要移动，体检市场的均衡点也会再变。

20 世纪 50 年代，阿罗和德布勒用数学方法（拓扑学中的不动点定理）严格证明了，在完全竞争的假设下，"其他条件不变"，价格机制（一般物品和劳务市场的价格、劳务市场的工资率、土地市场的地租、资金市场的利率、外汇市场的汇率）可以引导全部物品和劳务市场实现均衡。全部物品和劳务市场都实现了均衡的状态，称为一般均衡或全部均衡。

二、资源的有效利用

竞争的市场，没有一个全盘周密的计划，没有任何人或机构来指挥生产和消费。人们仅关心一己之私，根据价格决定各自的买卖（或生产）数量。

什么叫作有效利用资源？经济学将经济效率定义为"没有浪费任何一个帕累托改进的机会"。所谓帕累托改进，是一种"利己而不损人"的行为，增加某个人的利益而没有损害其他任何人的利益。自愿交易一定是帕累托改进。"利己必得损人"的状态也称为帕累托最优境界。

分开来看，经济效率可以包括两个方面：生产效率和配置效率。生产效率是关于"如何生产"的问题。生产效率要求企业充分利用可用的资源生产尽可能多的产出；投入要素在企业内部和企业之间得到最佳分配。配置效率是关于"生产什么、生产多少"以及"为谁生产"的问题，如果一个社会生产了"错误的"商品，或商品数量"不正确"，或商品被"错误地"分配，则配置无效。

首先，供方之间的"完全竞争"保证了生产效率要求的第一条（充分利用可用资源，生产尽可能多的产出）。完全竞争之下，均衡价格是企业的"生死线"，如果一个企业浪费投入资源，在技术或管理上落后于他人，将无法经受市场竞争的"生存检验"，迟早会被淘汰出局。观察表明，同一行业中的企业在组织和经营管理上经常表现出向标杆企业趋同的倾向。这就是说，竞争的结果是所有同类企业都没有浪费，都使用目前最好的生产技术。

其次，要素市场均衡将保证企业达到生产效率的第二个要求（投入要素在企业内部和企业之间得到最佳分配）。对任何一种投入要素和每个使用该要素的企业来说，该要素的边际收益均相等（都等于均衡价格），企业之间无须就同一种要素再进行交易；对任何一个生产者所使用的各种投入要素来说，这些要素的边际收益与各自的边际成本相等（都等于各自的均衡价格），所以，每个企业的各种要素投入数量既不多也不少，并且企业之间不需要互换任何两种要素。因此，不同投入要素在企业内部和企业之间都做到了最佳分配。换句话说，在竞争约束下，每个生产者的价值都不可能再增大。

最后，消费品的分配问题是投入要素最佳分配的翻版。对任何一种消费品和每个消费该物品或劳务的消费者来说，该消费品的边际收益均相等（都等于其均衡价格），因而消费者之间不用就同一种消费品再进行交易；对任何一个消费者所消费的各种消费品来说，这些消费品的边际收益与各自的边际成本相等（都等于各自的均衡价格），所以，每个消费者所消费的各种消费品数量既不多也不少，并且消费者之间也不需要互换任何两种消费品。这就是说，不同消费品在消费者个人消费计划和消费者之间都做到了最佳分配。在竞争约束下，每个消费者的价值不可能再增大。

竞争均衡也回答了"为谁生产"的问题：价高者得。那些认为物品或劳务的边际收益高于均衡价格的人（最看重它们的人）得到稀缺的物品或劳务。最看重它们的人之所以能够付得起这样的价格，一定是其在另外的场合为别的生产者或消费者创造了价值。

同时，还要注意需求曲线以下、实际价格以上部分所围成的面积，表示消费者按同一价格购买而不是每单位物品或劳务都支付最高需求价格所形成的"剩余"（"占得的便宜"），称为消费者剩余。生产者边际成本曲线以上、实际价格以下部分所围成的面积，表示生产者按同一价格出售而不是每单位物品或劳务仅收取最低供给价格所形成的"剩余"（"占得的便宜"），称为生产者剩余。这两种"剩余"之和称为"社会福利"。这样，一般均衡实现了社会福利最大化。由于个体之间的价值及价值增量是无法比较和相加的，因此，"剩余"或"社会福利"这些概念其实都是模糊不清的，但因为其直观，有时可以方便分析和表述。

第四节　价格机制的效率与公平

一、福利经济学第一定理："看不见的手"

其他条件不变，价格引导市场趋向一般均衡状态，但又不可能在一瞬间完成。新产品层出不穷，技术变革、管理创新不断产生，人口数量不断变化，市场还没有来得及实现上一个均衡，这些其他条件可能已经变化，理论上的一般均衡已经不再是原来的那个状态了。这样看，市场就好比一枚自动制导的导弹，在不懈地追踪一个一直在运动着的目标。

因此，市场是一种过程，一般均衡是一种趋势。市场永远是错的，但是它又在不断地纠正错误。纠错的动机是个体追求自身利益最大的私心，纠错的方法是消费者根据市场价格决定自己的需求量，生产者根据市场价格决定供给量，并在竞争压力下，将精力集中于生产、组织、技术和管理的不断改进。

价格的作用有以下几点。首先，价格担当了一个统一的度量单位，所有（无论过程多么复杂）决策，最终都被归结为一个单目标决策，即货币收益是否大于货币成本。例如，一个人应该从事何种职业？生产者应该生产什么产品？多种不同的技术方案（如土地密集型、劳动密集型、资本密集型等）应该如何选择？一个国家应该进口什么，出口什么，选择什么产业、产品和技术结构？答案很简单，收益大于成本，就值得做，此时是创造价值。否则，就是浪费资源。其次，人们并不需要知道价格之外的任何信息。例如，建筑商发现房子涨价就增加供给，看到原材料涨价就想办法节约材料，或减少供给，或干脆退出该行业，根本就不需要知道是因为人们的偏好改变了，或是收入增加了，抑或是一场大火烧毁了森林等更详细的信息。又如，医疗服务涨价，进医学院学习、将来从事医务工作的意图就会增强，个人根本不需要知道是什么因素导致了医疗服务价格上升，是人们更加重视健康了，还是收入增加了，或是大量的医生正在退休，等等。总之，所有的决策信息都已经被抽象到了一个非人格化的价格之中。最后，"价高者得"的分配原则，能够最大限度地激励人们进行创造价值的生产性活动。如果论资排辈，按等级地位分配物品，人们就会将聪明才智投入五花八门的非生产性活动之中。

有研究者曾经指出："没有人喜欢认错，但是，在市场中做了错误的决策是不需要认错的，因为产品不合于市，产品卖不出去，就要亏损，这就是惩罚，惩罚既来得快，又有适当的轻、重之分。"因此，根据价格信息，个体追求自身利益最大化的过程，就是不断出错与纠错的过程，是市场趋向一般均衡的过程。一般均衡是帕累托有效的，市场趋向一般均衡的过程也就是生产效率和资源配置效率不断提高的过程，是全体成员福利（价值）增加和社会财富增加的过程。

1776 年，亚当·斯密在现代经济学奠基之作《国富论》中，将这种依靠价格机制自发实现经济效率的神奇力量称为"看不见的手"。他写道：

我们每天所需要的食物和饮料，不是出自屠户、酿酒师或面包师的恩惠，而是出于人们自利的打算。……每个人都会尽其所能，运用自己的资本来争取最大的利益。个人既不想推动公众利益，也不知道他对公众利益的贡献几何，他所盘算的只是自身的利益。在这种场合，像在其他许多场合一样，他好像受到一只"看不见的手"的引导，在不自觉中对社会的改进尽心尽力。不过，也并不因为事非出于本意，就一定对社会有害。事实上，通过追求自己的利益，他往往能更有效地促进社会利益，甚至比在真正出于本意的情况下还要有效。

在斯密看来，"自利等于公益"，市场这只"无形之手"在大多数情况下要优于集中计划、政府干预等"有形之手"。"无形之手"论断的现代版本称为福利经济学第一定理：完全竞争市场的一般均衡是帕累托最优的。完全竞争模型为我们观察世界提供了一个参照系——"市场失灵"，必定是因为现实经济不满足该定理的某个或某些假定。

二、福利经济学第二定理：效率与公平

2003 年，非典型性肺炎爆发，口罩需求急增，价格若上涨，供应商将大发其财。事实情况是，人们不是自由放任的市场经济，政府可以人为扩大供给，且不涨价，当然这也是有成本的。前面的论述表明，"价高者得"的分配原则是有效的，可是，一个人不是因

为懒惰，而是的确没有可以赚钱的资本，因而成了穷人（如天生残疾或者因病致贫），他虽然也很看重医疗、汽车、私人飞机，但他出不起价。

效率与公平的冲突是一个永恒的话题。与哲学家一样，经济学家也一直在思考效率与公平问题。19 世纪的功利主义者曾经"发现"：效率的必然要求是收入平等。他们认为，额外的 1 美元为百万富翁带来的边际收益肯定小于 1 美元为穷人带来的边际收益，因此，应该将富人的最后 1 美元转移给穷人。如此推理下去，结论是：收入平等是最有效的。这种推理有两个错误：通过税收或其他措施转移收入是有成本的，富人的 1 美元交给穷人可能只剩下 0.5 美元；高税收降低了企业家的工作积极性，他甚至可能关闭企业，低收入工人也许只能去寻找收入更低的工作。严格地说，经济学不可能有"公平理论"，因为经济学不认为价值可以进行人际比较。经济学只知道一点：边际收益大于边际成本的活动一定为某个人或某些人创造了价值，反之，边际成本大于边际收益的任何行为一定意味着价值的"毁灭"。

"己所不欲，勿施于人"（对称原则）导致了"规则不公平，就是不公平"的思想。在经济生活中，这个原则就转化为"机会均等"。哈佛大学哲学家罗伯特·诺齐克将"机会均等"分解为：国家必须实施确立并保护私人财产的法律；私人财产只能通过自愿交换从一个人转移给另一个人。根据规则，只要政府没有对价格进行限制，没有税收、补贴和配额，没有垄断，没有公共物品，没有外部成本和外部收益，那么，竞争市场导致的资源配置就是公平的。这也就是说，完全竞争市场的一般均衡状态既是帕累托有效的，又是公平的。经济学家所说的效率，在诺齐克的眼里，就是公平。

请思考下面的例子：一个人只有 2 瓶矿泉水可以出售，顾客一共有 3 个，张三和李四都愿意花 5 元各买一瓶水，王五愿意花 3 元买一瓶水。有 3 种分配方法。第一，市场交易，均衡价格是 5 元一瓶，张三和李四各得一瓶。第二，卖水的人想做好事，帮助穷人，他将水定价为 3 元一瓶。假定张三买到一瓶，王五运气好，也买到一瓶。较大的可能性，王五是不会喝这瓶水的，他会转手以 5 元的价格卖给李四。第三，政府想做更大的好事，每瓶 5 元买下这两瓶水，然后以每瓶 1 元卖水。假定还是张三和王五各买到一瓶，但是，王五仍然不会喝这瓶水，他还是会转手以 5 元的价格卖给李四。最后的资源分配结果是一样的，都是对水的价值评估最高的张三和李四得到这两瓶水。在诺齐克看来，前两种结果是公平的，因为规则公平，而后一种结果是不公平的。张三和王五各得到 4 元的补贴，但这 8 元钱的补贴一定是政府向另外某个人或某些人（可能也包括了张三和王五，具体要看税制如何设计）征收了 8 元的税收（税收会降低经济效率）。

但是，哲学家对公平的解释，并不被大多数公众所接受（在医疗领域，人们通常使用三种公平概念：给一切有需要的人提供最低标准的医疗服务；相同需要应该得到相同的医疗服务；可及性的均等化，即私人花费的均等化）。尽管如此，完全竞争模型还是可以帮助我们探讨如何以最小的成本实现任何既定的"公平"目标。这就是福利经济学第二定理：在完全竞争市场中，任何帕累托最优均衡都可以通过价格机制来实现，只要政府征收某种适当的一次总付的税收，并同时实现一次总付的补贴。该定理又称为分离定理，因为它表明，效率与公平可以分开来解决，互不干涉。

对于公平问题的研究讨论，。虽然超出了经济学的范围。但是，经济学家大多承认，政府的社会福利与社会救助以及民间的慈善行为，如果真能帮助那些确实需要帮助的人，则有利于促进社会的和谐与稳定。而如果政府过于慷慨，就会造就更多的懒汉。

三、价格的功能：以医院效率评估为例

技术效率是指在目前技术条件下，既定的投入，获得了最大的产出。首先，医院用多种投入生产多种产出，这些投入和产出的量纲互不相同，有些投入和产出指标还有待仔细地研究和设计。虽然如此，对于这种多投入多产出的技术有效性评价，运筹学中还是有一些专门的方法，例如，数据网络分析和随机前沿面分析等。其次，更加困难的问题是，用最有效的技术生产出来的东西，未必一定有价值，例如，摩托罗拉公司的铱星通信方案。人们常说，公司破产往往是因为生产了不受市场欢迎的产品，而不是用笨办法（技术无效）生产了"正确"的产品。这就涉及什么是价值？如何衡量价值？与此相关的问题是无论技术是否有效，一所医院增加了投入，势必会影响其他医院，仅考虑这一所医院的效率，会不会有损于全局的经济性呢？此外，与电影制片厂相比，即便所有医院都是技术有效的，是不是我们就不看电影只看病呢？

经济学经过斯密、李嘉图、马歇尔、费雪等人的探索，终于对以下过程有了清楚的认识和清晰地描述：现实生活中，每个个体既是消费者又是生产者，每个人都利用自身的劳动、技能、知识为自己或别人提供他们所需要的各种商品和劳务。通过交换，他们互通有无，以满足各自多样化的消费需要。在以私有产权和法治宪政秩序为基础的市场经济中，商品交换经由价格间接进行。消费者根据产品和要素价格，在财富（收入）约束下通过求解效用最大化问题，决定对每种产品的需求量和要素供给量；生产者根据产品和要素价格，通过求解利润最大化问题，决定对要素的需求量和产品供给量；产品和要素价格又是由总需求和总供给决定的；价格与需求量和供给量相互决定，通过交互作用过程，最终达到一般均衡状态，即在某一组价格下，所有产品和要素均达到供求平衡；均衡状态的资源配置是帕累托最优的。在理想的一般均衡状态下，货币（钱）可以自由地买到一切商品，而一切商品也都可以换成货币（钱），商品和商品之间可以通过货币媒介毫无障碍地转换，交易的价格于是就成为价值的度量，货币单位成为度量价值的单位。

因此，在理想的竞争均衡状态下，医院的效率评估是非常简单的。医院的各种投入要素和产出品（服务）都有一个合理的市场价格（一般均衡价格），利用这些价格，可以方便地将不同投入和产出换算成统一的量纲，即以流通货币单位来计量的成本和收益。价格反映了医院投入的社会边际成本和医院产出的社会边际收益，因而利润（收益—成本）就成为衡量效率的指标。利润为正，说明医院正在为社会创造价值，反之，利润为负，说明

医院的运营就是在浪费资源。

现实中的医疗服务市场可能缺乏竞争，医院的各种投入或产出未必都有合理的市场定价，医院的效率评估很复杂。一方面，医疗服务往往带有社会福利性质，医院提供的药品、检查或治疗，其价格通过所谓的成本加成定价法则制订，以弥补正常的资本收益率，这种收益率管制是价格管制的一种；大型医疗设备的购买一般都有比较严格的控制；医务人员的流动性受到各种政策法规或产权制度方面的限制；医院经营者或高层管理人员的人力资源市场目前可能还不存在。另一方面，很多医院都是非营利性组织，其经营目标恰恰是社会性的，业绩表现往往难以货币化。此外，医院的某些产出是很特殊的，例如，带教和培训实习医生或护士，如同高等教育中的人才培养一样，其价值不能以市场价格来衡量。一般的观念，包括很多专业人士的意见，医疗服务行业的价值不能以金钱或利润来衡量。在这些情况下，由于人们不能或不愿意使用市场价格信息，因此，要对医院效率进行评估，便只能借助于其他一些比较间接和迂回的方法。但是，这些方法一般都很难对资源配置是否有效做出满意的说明。

反过来，在非市场经济中，交换必须加上其他各种附属条件，这些条件不像"市价"或"钱"那样光明正大和一目了然，而是比较特殊和隐晦的。这时，货币价格即便存在，也不能准确度量商品的真正价值（一件商品值多少其他商品）。在价值度量混乱不清的环境中，要计算出一项决策的真实收益或成本，往往是不可能的。

研究者说过，价格决定什么比价格如何决定更加重要。完全竞争市场趋向均衡的过程，既是逐步实现经济效率的过程，又是以价格信号传递资源稀缺性的过程。人们值得做的不是对"完全竞争"的非现实性讨论，而是如何努力消除或减少妨碍"看不见的手"发挥作用的因素（如垄断问题、信息问题），让市场更接近"完全竞争"，让竞争力量发挥更多的作用。目前，我们还有很多东西是不允许市场交易的，例如，外汇、土地、矿产、金融资产（包括企业的股权）等，远没有逼近一般均衡状态。允许交易的东西，交易效率往往不高，钱（货币）还不是真正的通货，资源配置效率还有待改善。

第五节　均衡的移动与医疗费用增长

其他条件不变，价格引导竞争市场达到局部均衡或一般均衡。其他任何影响需求或供给的因素变化，均衡点一般都会移动。当其他条件变化时，均衡如何移动，这一类的分析就是所谓的比较静态分析，又称为比较静态学。下面，我们利用竞争市场模型，通过考察医疗服务需求与供给影响因素的变化，对医疗费用增长进行初步的和定性的讨论。

一、医疗费用增长的事实

在过去的一段时间里，世界各国都面临医疗费用上涨的问题。1990 年，与健康有关的支出在美国为 7 000 亿美元，占国内生产总值（GDP）的 12.2%。到 20 世纪 90 年代末，该数字上升为 13 000 亿美元，占国内生产总值的 14.3%，其中，政府支出（老年医疗保险和穷人医疗援助）占 47%，患者直接支付占 17%，私人医疗保险公司支付占 36%。这三个数据在 1965 年分别是 25%、42% 和 25%。

1990 年以前，中国的卫生总费用一直在低位运行，变化很小，但从那以后，卫生总费用就开始飞速增长。卫生部（现为"国家卫生健康委员会"）公布的《2005 年中国卫生统计提要》显示，我国的卫生总费用从 1980 年的 143.2 亿元快速上涨到 2003 年的 6 623.3 亿元，增加了 45 倍。从卫生总费用占 GDP 的比重来看，1990 年为 4%，1999 年为 5.1%（世界卫生组织规定的最低标准是 5%），2000 年为 5.37%（世界平均水平是 5.3%）。虽然中国的人均医疗支出还不高（2001 年我国人均卫生费用 403.6 元），但相对于自身的经济发展水平来说，中国的卫生总费用水平并不低，同时，表现出强劲的增长势头。按 1989 年的价格计算，在 1989—2001 年间，城镇居民收入增长了 54%，农村居民收入增长了 39%，而同期诊疗费和住院费则分别增长了 65% 和 38%。

中国在医疗费用增长的同时，还伴随着一个很特殊的现象，即实际消费量下降。如果将各种医疗服务（医生服务、医院服务、药品、护理、保健等）笼统地作为一种商品看待，可以粗略地认为它是一个完全竞争的市场，因而可以利用竞争市场模型对医疗费用增长进行描述和分析。

二、医疗保健需求的主要影响因素

（一）购买者数量

主要表现在三个方面：①人口数量增加将导致医疗保健需求增加。②人类平均寿命的延长和人口老龄化，使老年人在人口数量中的分布发生了变化，较多的人进入 65 岁以上年龄组。老年人容易经常或长期处于疾病之中，看医生和检查次数增多，最终还可能需要老龄保健服务。因此，需求增加。③酒精、烟草和毒品的滥用，可能导致婴儿出生率降低（最终也会改变人口结构），吸烟的人数增多，则直接增加对医疗保健的需求。

（二）偏好

主要表现在：①消费者对医疗保健的态度会改变需求。例如，电视、电影、杂志和广告可能是影响人们偏好医疗美容的重要因素。②医生的治疗方式会影响患者的偏好。医生往往会采取防卫性治疗，或者为了增加收入而让病人接受超出其实际需要的检查或就诊次数。这种情况在按服务项目收费制度下更为严重。

（三）技术进步

技术进步既影响需求又影响供给：①医药科学方面的技术进步使人们相信大多数疾病都是可以治愈的，因此，消费者愿意在每个可能的价格下购买更多数量的医疗服务。②科学上的重大突破使得以前被认为是绝症的疾病有可能治愈，计算机技术的运用、新的生物技术和药物的进步（如许多新疫苗和药剂的发现）扩大了可以治疗的疾病的范围（这些技术变化也延长了人类的寿命），因而需求增加。例如，青霉素的发现就开辟了一个全新的抗生素市场。

（四）收入

实际收入增加，或仅仅由于通货膨胀导致的名义收入增加，都会引起医疗保健服务的需求曲线向右移动。随着收入增加，当基本需求得到满足以后，人们对舒适的生活和健康长寿的要求越来越高，愿意将所增加的收入中的更大部分用于医疗保健（医疗保健服务是所谓的正常品，即收入增加需求）。对发达工业国家的研究表明，医疗需求的收入弹性是1，即人均医疗支出增长与人均收入增长基本同步。医生服务的收入弹性也比较高，是0.75，而医疗需求的价格弹性只有0.2，人们对价格上涨并不敏感，因而价格上升医疗总支出也上升。

研究表明，随着收入的进一步增加，收入弹性和价格弹性倾向于减小，据此可以推断，中国人医疗需求的收入弹性和价格弹性应该大于上面的数字。因此，在推动中国医疗费用增长方面，收入增长所起的作用可能更大一些。

（五）替代品价格

可以替代医疗服务的商品或服务的价格也可以影响需求。例如，许多用脊柱指压法治疗的背部疾病也可以由外科整形医生来治疗。外科整形价格上涨，许多人将会转向脊柱指压治疗法，对脊柱指压治疗法的需求曲线也会发生变动。

（六）医疗保险

医疗服务需求往往具有不确定性，病人的手术和治疗费高达数十万元甚至上百万元，成本高而使用频率低，利用保险为医疗筹资和分散风险最为适宜。既然是一种自愿交易，医疗保险业务和保单交易，必然是一种帕累托改进，因此，世界各国医疗保险的受保范围都在不断扩大。但是，保险不同于一般的商品，购买了医疗保险的病人因为支付卫生保健服务的全部价格，往往就会过度消费，为此，保险政策一般都采取起付线和共付比例的方式，让参保人也承担一定数量的损失，与承保人（保险公司或政府）共同负担医疗费用。例如，1 000元的起付线和30%的共付比例表示，保险公司只支付超过1 000元费用的70%。

这种由于第三方付费导致的医疗费用上涨被称为"第三方支付综合征"。医疗保险降低了消费者的费用意识，他们不再费心控制医疗保健开支，不再投入精力寻找高质量、低价位的医疗服务。从供给方面来说，这也鼓励了高成本、低收益的医疗技术开发。这些问题，都是目前有关卫生保健制度争论的核心。

三、医疗保健供给的主要影响因素

（一）销售者数量

医疗保健的销售者包括医院、看护所、私人医生、保健组织、药品供应商、脊柱指压治疗者、心理学家和其他医疗提供者。为确保医疗保健的质量和安全，医疗保健行业的每个方面都可能由政府加以控制和管理。例如，必须通过医学院校的鉴定并获得必需的许可证，才能从事医疗行业；药品管理局可能会延缓新药的推广，以及出于其他原因对一些药品进行限制。这些因素都会导致供给减少，供给曲线左移。

（二）投入品价格

工资、薪金和其他诸如失职投诉方面费用的增加，供给会减少，供给曲线左移。技术变化，新增的诊断方法，手术和治疗设备在医疗保健行业中的广泛使用导致医疗成本增加，供给减少。

（三）技术进步

技术进步对供给的影响表现出两重性：一方面，新的生物技术急剧降低了许多药品的生产成本，医学教育和培训极大地提高了医务工作者的工作效率；另一方面，这些技术进步也增加了维持健康的成本。①医疗领域中的许多技术变革主要是改善服务质量，这些复杂的高新技术都是非常昂贵的（如器官移植）。②医疗服务在很大程度上是一种劳动密集型和知识密集型的个人服务，医疗技术进步节约劳动的范围非常有限，劳动成本（从外科医生直到门卫的工资率）的上升速度一般高于平均物价的上涨速度。根据新古典经济增长模型，人均收入的增长率等于技术进步率，而资本收益率基本保持不变。因此，只要一个国家的经济持续增长，劳动工资将保持几乎同样的增长。例如，随着医疗服务和家庭护理业务的发展，西方国家护理人员的工资增长水平明显要快于平均物价增长水平。中国经济发展阶段和产业结构虽然滞后于发达国家，且目前的劳动成本相对来说比较低，但只要按照比较优势原则，照目前的速度发展下去，逐步完成产业结构调整和升级，劳动成本必然上升，最终必然推动医疗服务成本上升。总之，医疗服务行业的生产率增长缓慢，远远跟不上需求增长。

四、医疗费用增长的一般情形

医疗技术进步也增加了医疗服务的供给（供给曲线是边际成本曲线），但供给的增加小于需求的增加，因为医务人员工资率的提高和日益复杂精密的医疗技术增加了成本从而又减少了供给，对供给正负影响的净效应，显然医疗总费用从小矩形面积变为大矩形面积，总费用增加。

运用新技术的成本增加和熟练医务人员工资的稳定上升，将会继续使供给增加慢于需求增加。特别是改革开放以来，中国人均 GDP 一直保持高速增长，随着中国经济市场化的进一步深入，经济还会持续稳定增长，收入增加，需求增加的趋势，锐不可当。因此，在比较长的一段时间内，均衡价格的上升速度，可能会继续高于平均物价上涨速度，医疗费用将继续以高于 GDP 的速度持续增长。

五、费用问题与费用控制

竞争市场模型对医疗费用增长的描述和分析大致上是对的。医疗费用上涨，应该如何控制（在不影响服务数量和质量的同时，如果费用真的可以控制的话），也可以从中得到很多启示。

医疗费用增长是事实，但不一定就是个"问题"。人们对某一商品支出畸高并不值得惊讶，这也许恰恰说明了该产业充满活力。人们在医疗保健上的确花费了很多，但同时也必须注意到，就大多数国家而言，20 世纪医疗保健业的成就令人瞩目：根除了许多难以治疗的疾病（如天花、脊髓灰质炎等）；健康水平的一项主要指标是寿命延长的幅度要大于全部历史时期人类寿命的延长；CT、磁共振（MRI）、核素扫描仪（ECT）、介入疗法、基因抗癌药物，有助于人们免受疾病的折磨，减轻了人们肉体和心灵的痛苦。

对费用问题的看法在很大程度上还取决于人们的思维方式和生活习惯，取决于一个国家或民族的文化传统。一个比较乐观的看法是，随着收入的进一步增长，任何商品需求的收入弹性在经历递增过程以后最终都要递减，因此，只要该国家经济持续增长，医疗费用不会一直快于 GDP 的增长。

人们之所以特别关注医疗费用增长，是因为他们认为市场并没有充分发挥其潜能，存在着许多帕累托改进的机会。也就是说，医疗行业可能缺乏效率。特别地，由于各种政策方面的原因，医疗技术进步并不完全是在价格的指导下进行的，因而往往并不具备经济效率。

相关的研究表明，第三方付费（医疗保险）、收入增长和人口老龄化可以解释医疗费用增长的 50%，其余 50% 则由技术进步所致。这一立足于技术解释的理论，可以由各国的统计数据加以佐证。例如，美国、英国、德国等国家，它们的医疗保健筹资制度和医疗提供制度各有不同，但都经历了医疗费用增长，而唯一相同的是，它们都自觉不自觉地采用了昂贵的技术革新。根据这项研究的结论，要想控制医疗费用过快增长，应该从以下两个方面来思考。

首先，改善供给方的行为，使其采用更加节约成本的技术，以及由于缺乏竞争所造成的管理不善和低效率问题。其次，通过改革社会保障制度、完善保险制度和保单设计，改变消费者和付费方的激励机制，通过需求压力矫正供给方过度的质量和技术倾向。20 世纪 70 年代中期，美国政府委托兰德公司所做的一项研究表明，零自付率的家庭在医疗保健上所花的钱要比 95% 自付率的人高出 46%。更为严重的是，在低自付率下，虽然花了更多的钱，但并没有在健康上获得任何实质性的好处。兰德实验结果的一个推论是，如果美国所有的人都愿意采纳高自付率的大病健康保险政策，则健康保险支出可以下降 30%。

为了降低医疗费用，一些国家做了很多有益的探索和尝试。例如，美国政府对医疗保险和医疗补助的费用支付方式进行了改进，而民间则出现了诸如凯萨医疗网这类健康维护组织。其中，个人支付固定的年费给私人提供者，每次看医生时再支付少量的费用，而提供者会选择是否将病人送到专家那里去，许多保险公司开始采用"有管理的保健"，等等。卫生经济学家纽豪斯指出，在 1990 年年初，一般研究者都预期美国医疗保健的支出将要从 1990 年 GDP 的 14% 上升到 2000 年 GDP 的 18% 以上，但事实上，它却停留在 14% 这个份额。纽豪斯认为，这主要归功于有管理的保健，有管理的保健可以为参加私人健康保险的人每年节省大约 2 000 美元。

但是，这些做法对医疗费用和医疗质量的影响如何，一直存在着很大的争议。另外，改革必然牵涉到各种利益集团的利益和政治体制等多方面的因素，因而显得非常复杂。

第三章　卫生经济分析与评价

【案例】雷贝拉唑与埃索美拉唑治疗反流性食管炎的成本—效果分析及经济学启示

研究目的：对比研究雷贝拉唑、埃索美拉唑治疗反流性食管炎的成本与效果。

方法：将经过胃镜检查证实了的反流性食管炎患者随机分成雷贝拉唑组（A组）、埃索美拉唑组（B组）和奥美拉唑组（C组）。A组56例采用雷贝拉唑治疗；B组59例采用埃索美拉唑治疗；C组57例采用奥美拉唑治疗。记录病人自觉症状的改善情况并在治疗结束后复查镜观察食管炎症内镜分级情况。

结果：治疗12周后A组总有效率96.4%；B组总有效率91.5%；C组总有效率82.5%。C组与A、B两组比较差异有统计学意义（P<0.05）；三组中B组单位效果所花费的成本最低且每增加一个效果单位所花费成本也较低；敏感度分析埃索美拉唑组的成本—效果仍比奥美拉唑组、雷贝拉唑组低。

结论：埃索美拉唑对反流性食管炎有很好的治疗效果，而且在经济学方面比较，埃索美拉唑比奥美拉唑、雷贝拉唑占有优势，更适合临床推广使用。

经济学认为：任何资源相对于人类的无限需求而言，都是稀缺的，从而资源的合理配置与充分利用是经济学研究的核心问题。如何使有限的卫生资源得到合理配置与充分利用，并发挥最大的社会和经济效益，需要利用卫生经济分析与评价方法，对不同的方案进行比较与选优，这是微观卫生经济学研究的重要内容。

第一节　卫生经济分析与评价概述

卫生经济分析与评价方法，最早产生并发展于国外卫生经济学研究实践。17世纪中叶，英国著名经济和统计学家威廉·配第最早用成本效益分析的方法进行了卫生经济学评价；19世纪50年代，英国的威廉·法尔在其著作中计算了人的生命的经济价值；其他还有爱德文·查特维克、欧文·费雪尔等人，提出并开展了人类资本投资、疾病成本等研究，这是成本效益分析的早期阶段。从20世纪50年代后期到20世纪70年代，美国的希尔曼·

莫希金、艾贝儿·史密斯、赖斯，以及苏联的巴格图里夫和罗兹曼等人，开展了健康投资、卫生费用、疾病经济负担、疾病经济效益研究方法等研究，这是成本效益和成本效果分析方法的逐步形成和发展阶段。从 20 世纪 80 年代至今，产生了成本效用分析方法。而卫生经济分析与评价方法应用于我国卫生领域的时间较短，是在改革开放以后引入中国的。目前，卫生经济分析与评价方法已经被应用于我国卫生政策、卫生规划、卫生技术、医学科研成果等的经济效果论证或综合评价的许多领域。

一、卫生经济分析与评价的概念

卫生经济分析与评价，就是应用技术经济分析与评价方法，对卫生规划的制订、实施或产生的结果，从卫生资源的投入量和卫生资源的产出量两个方面进行科学的分析，为政府或卫生部门从决策到实施规划方案，以及规划方案目标的实现程度，提出评价和决策的依据，以减少和避免卫生资源浪费，使有限的卫生资源得到合理的配置和有效的利用。简而言之，即通过分析卫生规划的经济效果，对备选方案进行评价和选优。

二、卫生经济分析与评价的基本内容

采用哪种经济学评价方法取决于评价所涉及的问题是什么。经济学评价分为经济学部分评价和经济学全面评价两类。经济学全面评价主要具有两个特征：第一，评价时既考虑被评价项目的投入（成本）又考虑被评价项目的结果（效益）；第二，同时要在两个或两个以上方案之间进行比较。而不具备上述两个特征的评价，即只评价成本或者只评价结果，都属于经济学的部分评价。

要分析和评价卫生服务项目或规划方案的可行性和优劣，关键在于确定和测量项目、规划方案的投入和产出。全面的卫生经济学分析与评价要求从成本和结果两个方面，对不同的备选方案进行分析比较，所以其最基本的任务就是要确认、衡量、比较和评价各备选方案的成本和结果，解决技术方案的优选问题。测算成本时，还要包括直接成本、间接成本和社会成本，充分考虑方案的机会成本、增量成本；评价结果时，需依据不同的目的将规划产生的结果划分为效果、效益、效用分别进行测量。

三、卫生经济分析与评价的应用领域

卫生经济分析与评价作为一种分析工具，已经被人们所接受。改革开放以来，我国卫生经济分析和评价发展迅速，并在很多卫生服务领域得到运用。

（一）卫生经济政策的制定

政府在卫生政策的制定中，往往面临多种选择，而如何保证政策选择的正确性，并以较小的成本获得较好的经济效果，是政策制定者需要考虑的核心问题。通过卫生经济分析和评价，可以帮助决策者分析不同方案选择所带来的效果差异，从而对不同的方案进行比较与选优。

（二）卫生规划方案的选择

社会健康问题不同，相应地会有各种各样的解决方案有待投资并予以实施，而改善同一健康问题，也面临不同的解决方案。然而，卫生资源具有有限性与多用途性。通过卫生经济分析与评价，可以帮助制定卫生投资的领域与投资方案，以使有限的卫生资金获得最大的社会效益。

（三）医学新技术的评估

随着科学技术的不断发展，新的医学治疗技术层出不穷，而运用卫生经济评价与分析，可以对新的治疗技术的成本效益进行分析，帮助人们了解各项新技术的成本，以及对个体健康状况的改善，从而选择合适的诊疗新技术。

（四）治疗方案的论证

利用卫生经济分析和评价方法，可以用来比较分析改善同一健康问题的各个方案，并将治疗方案的花费和疗效相联系进行评价，为临床决策提供资源分配、患者选择等治疗方案选择依据。

（五）指导药品研究

卫生经济分析和评价方法，对于提高药品资源的利用效率和配置效率，促进临床的合理用药，控制药品费用的不合理增长，同样具有积极意义。还可以应用于新药和配方的管制措施，帮助药品监督管理和新药研发部门决定新药品开发的成本。

四、卫生经济分析与评价的基本步骤

（一）明确分析目标

目标分析是卫生经济分析与评价的首要步骤。在分析评价卫生服务项目或规划时，首先要确定项目或规划所要达到的目标，然后再根据确定的目标对设计的方案进行评价。一个项目或一个方案的目标可以是单一目标，也可以是多元目标。当方案有多个目标时，应该明确目标之间的主次、隶属关系。此外，还应该确定实现目标的具体指标和具体内容。

（二）确定各种备选方案

当分析目标明确以后，就需要通过调研分析，并结合实际情况来设计备选方案。有了设计全面、考虑周全的备选方案，同时提出各方案最佳的实施措施以供比较，对合理配置资源、评价与决策具有重要意义。

（三）各个方案投入的测量

卫生经济分析与评价的关键在于测量每个备选方案的投入和产出。方案的投入就是实施这个方案的成本支出，是指为了实施这项方案所耗费的全部人力、物力、财力等卫生资源，要通盘考虑项目、计划以及干预活动整个周期的成本支出，并用货币表示，还要考虑周期内货币的贴现与贴现率。

（四）各个方案产出的测量

方案的产出是指通过该方案的实施所获得的成果。产出可以用效果、效益和效用等概念来表示。在测量产出时，具体要根据方案的特点和目标来选择测量指标。总的来说，对各个卫生规划方案产出的测量，就是测量实施各方案所带来的各种效益。

（五）投入产出分析定量评价

有了备选方案和具体的评价指标，就可以对所有方案进行分析与评估，以选择最优方案。目前，卫生经济分析与评价使用比较多的有成本效果法、成本效益法和成本效用法三种方法。

（六）敏感性分析

敏感性分析是一种常用的不确定性分析方法。当分析评价的资料不足或数据可靠性差，而时间和经费又不允许进一步收集资料时，就需要进行敏感性分析。敏感性是指备选方案的各种因素变化对成果的影响程度。如果某因素小幅度的变动能够带来项目成果较大幅度的变化，就称该因素为项目的敏感性因素；反之则称为非敏感性因素。敏感性分析的目的在于通过分析与预测影响方案成果的主要因素，找出敏感性因素，并确定其敏感程度，判断方案对不确定因素的承受能力，从而对方案风险的大小进行评估，为投资决策提供依据。

（七）分析与评价

根据投入产出分析的结果及其判别原则，对不同方案进行比较、分析、评价，并结合可行性分析以及政策分析，从多个备选方案中选择一个最佳方案。

第二节　卫生经济分析与评价基本方法

卫生经济分析与评价作为一种分析工具,已在我国卫生服务领域得到较为广泛的运用。目前,卫生经济分析与评价基本方法,主要有成本—效果分析法、成本—效益分析法与成本—效用分析法三种。

一、成本—效果分析与评价

(一)成本—效果分析的定义

成本—效果分析主要评价使用一定量的卫生资源后的个人健康产出,这些产出表现为健康的结果,用非货币单位表示,如发病率的降低、延长的寿命等,也可以采用一些中间指标,如免疫抗体水平的升高等指标。成本—效果分析是评价卫生服务规划方案的一种可行方法。

成本—效果分析的指导思想是以最低的成本去实现确定的计划目标,从而从成本和效果两个方面对备选方案进行比较评价。当各备选方案成本相同或者接近,选择效果较好的方案;当各备选方案效果相同或者接近,选择成本较低的方案。成本—效果分析一般用于相同目标、同类指标的比较上,如果目标不同,活动的性质和效果就不同,这样的效果指标就难以比较,即使比较也没有什么实际意义。因此,成本—效果分析虽然是卫生经济学评价最常用的方法,但一般只适用于同一计划目标,相同效果指标的比较上,而无法分析与评价目标不同的卫生规划方案。

(二)成本—效果分析中的指标选择

成本—效果分析采用相对效果指标(如糖尿病人发现率等)和绝对效果指标(如项目覆盖人数等)作为产出或效果的衡量单位。成本—效果分析既可以从综合效果进行分析比较,又可以从单项效果进行分析比较。只要能以最简洁的方法对不同干预措施进行比较,从而做出选择,也就基本达到了成本—效果分析的目的。同时,在实际分析应用中,大多数的文献都采用单位效果的成本作为不同干预措施的成本比较指标,如治愈一例病人的成本等。然而,所有这些反映效果或成本的指标必须符合有效性、数量化、客观性、灵敏性以及特异性的要求。

(三)成本—效果分析与评价的方法

在应用成本—效果分析时,必须具备一定的前提条件。第一,目标必须明确决策者的目标，即想要得到的计划结果。卫生规划的目标可以是多元的，但必须要确定一个最主要的目标，使评价人员对效果的评价有确切的范围，以便选择合适的效果指标。第二，备选方案必须明确。成本—效果分析是一种比较技术分析方法，所以必须至少存在两个明确的备选方案才能进行相互比较。第三，备选方案必须具有可比性。在进行成本—效果分析时，必须保证备选方案间具有可比性，既要确保不同备选方案的目标相一致，又要当卫生规划有许多目标时，确保不同方案对这些目标的实现程度大致相同。第四，每个备选方案的成本和效果都是可以测量的。由于成本以货币表现，而效果指标必须是可以测量，即使不能定量，至少必须可以定性，并把定性指标转化为分级定量指标进行比较。

1. 成本相同时，比较效果的大小

当卫生计划各方案的成本基本相同时，比较各方案的效果大小，选择效果最大的方案作为优选方案。

2. 效果相同时，比较成本的大小

当卫生计划各方案的效果基本相同时，比较各方案的成本大小，选择成本最小的方案作为优选方案。

3. 成本与效果都不相同时，比较增量成本与增量效果的比率

当卫生计划方案不受预算约束时，成本可多可少，效果也随之变化。这时往往是在已存的低成本方案的基础上追加投资，可通过计算增量成本和增量效果的比率，将其与预期标准相比较，若增量成本和增量效果的比率低于标准，表明追加的投资经济效益好，且追加投资的方案在经济上是可行的。

（四）多个效果指标的处理方法

卫生计划方案的效果指标有时不止一个，而是多元的，尤其是卫生规划或卫生服务计划方案的效果指标更不止一个。在这种情况下需要采取适当的办法简化效果指标，使成本—效果分析能够对方案做出确切的评价。

1. 卫生计划方案的目标尽量单一

即将卫生计划方案中实际工作中难以实现的目标去掉；对不能协调的目标权衡之后放弃一个；有从属关系的目标，去掉从属的目标；将方向基本一致的目标进行合并等。

2. 精选效果目标

即去掉满足效果指标条件较差的指标；将卫生计划方案重点内容评价的指标作为效果指标；将较次要的指标作为约束条件对待等。

3. 综合效果指标

当效果指标较多时，可以采用综合评分法，对各效果指标根据其数值给以一定的分数，并根据效果指标对方案评价的重要程度给以一定的权重，经过计算使各效果指标换算成一个综合性指标，作为方案总效果的代表值，用于不同方案之间的比较和分析。各方案成本

相同时，比较各方案效果指标的综合得分；当各方案的成本不相同时，可以将成本看作一个指标即负的效果指标给以评分，然后比较各方案的综合得分。

（五）成本—效果分析法的局限性

由于卫生服务的总体目标是健康的改善和生命质量的提高，对卫生规划不同方案的评价也应从这一总体目标出发，对方案结果的衡量应该全面客观地反映卫生规划的目标。而成本—效果分析主要应用于具有相同目标的不同方案之间的比较、评价，即对不同方案的结果的鉴别主要是决策者认为最重要的方面，其他的结果则忽略不计；选用的效果指标也常是一些自然的、物理的、生理的单位，如发现的病人数、治愈的人数等，都是卫生服务的中间产出指标，故成本—效果分析的应用具有一定的局限性。

二、成本—效益分析与评价

（一）成本—效益分析的定义

成本—效益分析是通过比较不同备选方案的全部预期成本和全部预期效益来评价备选方案的，即研究方案的效益是否超过资源消耗的机会成本，只有方案效益不低于机会成本的方案才是经济上可行的方案。与成本—效果分析不同的是，成本—效益分析不仅要求成本，还要求产出指标用货币单位来测量。从理论上讲，成本—效益分析是将投入与产出用可直接比较的统一的货币单位来估算，从而是卫生经济学评价最难于操作的一种方法。对于效益的衡量，一般情况下，能用货币表示的主要是那些容易确定的效益，因而，在进行卫生经济分析与评价时，重要的是要找到合适的方法使用货币单位来衡量方案的效益，尤其是社会效益。

（二）成本—效益分析与评价的方法

1. 不同类型方案分析方法的选择

在实际工作中，供选择的卫生计划方案有多种，决策者需要综合分析各种方案之间的关系，以确定选用正确的成本—效益分析方法进行方案的评价、决策。方案之间的相互关系一般有三种情况，即相互独立方案、相互排斥方案和相互依赖方案。

如果对某个方案的选择不影响对其他方案的选择，这些方案就是相互独立的方案。相互独立的方案之间无须互相比较和选择，能否接受或采纳某个方案只取决于方案自身的经济效益能否满足决策所提出的计划目标，而与其他方案的优劣无关。对相互独立的一组方案，可根据决策标准或计划选择，当资金有限时，常用效益成本比率法并结合净现值法来选择最优的方案组合。

如果选择其中任何一个方案后就不能再选择其他方案，这些方案就是互相排斥的方案。在预算约束的情况下，这类方案的选择以内部收益率最大的方案为优；在没有预算约束的情况下，常采用增量内部收益率分析来评价和决策，以增量最大的方案为最优。

如果存在相互依赖的方案，一般把它们合并成一个方案来考虑，再研究它们和其他方案是依赖的，还是相互排斥的。

2. 几种常用的成本—效益分析方法

成本—效益分析，根据是否考虑货币资金的时间价值分为静态分析法和动态分析法。

（1）静态分析法

静态分析法指不考虑货币的时间价值，也就是不计利息、不计贴现率，直接利用成本和效益的流转额，以增量原则计算方案投资在计划周期能带来多少净收益。常用的指标有四种。

第一，投资回收期指以投资项目的各年净现金流量来收回该项目原投资所需要的时间。

现金净流量 = 营业收入 – 营运成本，或现金净流量 = 营业净利 + 折旧

投资回收期是根据方案的预期投资回收期来确定方案是否可行的一种决策分析法，如方案预期投资回收期比要求的回收期短，风险程度就比较小，则项目方案可行；反之，项目方案不可行。这种方法的优点是计算简便，容易理解。其缺点是没有考虑方案的整个寿命周期，也没有考虑回收期后的效益成本情况，即忽略了方案投资的长远利益，而且只反映了方案投资的回收速度，不能直接评价方案的收益能力，更没有考虑货币的时间价值。

第二，简单收益率指达到设计产量的年份（即正常年份）所取得的现金净流量与原投资额之比。计算公式如下：

简单收益率 = 平均每年 – 现金净流量原投资额

使用简单收益率评价方案时，可将其与标准简单收益率进行对比，若大于标准，则该方案在经济上可行；反之则不可行。简单收益率一般只能用于判别项目方案是否可行，用来比较方案时，不能反映追加投资以及全部可用资本的投资效果，此时应该采用追加收益率。

第三，追加收益率指两个方案净现金流量之差与原投资额之差之比，即单位追加投资所带来的年现金流量的增值。

方案2的原始投资额与方案1的原始投资额将追加收益率与简单标准收益率做比较，若追加收益率比后者大，则表明追加投资的方案可行；反之，追加投资方案不可行。比较两个方案可采取此法，但有多个方案比较时，需逐一计算以选出最优方案，因而过程比较烦琐。

第四，折算费用指项目方案中年营运成本与简单收益和原投资额相乘之积之和。一般用于比较多个方案，不需两两对比，分析步骤比较简化。在各方案比较时，折算费用最小的方案为最优方案。

折算费用 = 年营运成本 + 标准简单收益率 × 原始投资额

（2）动态分析法

动态分析法指既要考虑货币的时间价值，把不同时点发生的成本和效益折算到同一时间进行比较，又要考虑成本和效益在整个计划周期中的变化情况。常用的方法有以下几种：

第一，净现值法。

净现值是根据货币的时间价值，消除货币时间因素的影响，计算计划期内方案各年效益的现值总和与成本现值总和之差的一种方法，用于反映项目在计划期内获利能力的动态评价指标。

为了使不同年份的货币值可以加总或比较，就要选定某一个时间点，作为基准点来计算各年效益和成本的价值。通常，人们把方案的第一年年初作为计算现值的时间基准点，不同方案的时间基准点应该是同一年份。对于初始投资相同或者相近的几个互斥方案，在比较时以净现值高的方案为优选方案。在没有预算约束的条件下，几个互斥的对比性方案的选择，应用净现值指标作为有效的评价和决策方法。然而，净现值法对卫生计划不同方案的计划时期和初始投资要求相同或相近，否则，用净现值进行比较时不能准确反映各方面的差别。这是净现值法分析与评价方法应用的局限。

在计划期，每年净现金流量不变的情况下，一个卫生规划方案的净效益只与其使用的贴现率有关，净效益随贴现率的增大而减少，故必然存在一个贴现率值使得净效益正好等于零，则这个使方案净现值为零的贴现率就是该方案的内部收益率。

计算时，可以采用两种方法：①试差法，即用不同的贴现率反复试算备选方案的净现值，直至试算出净现值等于零，此时的贴现率即为方案的内部收益率。②插入法，即在使用两个不同贴现率试算方案净现值得到正负两个相反的结果时，运用插入法来换算内部收益率的方法。

第二，年当量净效益法。

年当量净效益是将方案各年实际发生的净效益折算为每年的平均净效益值，是净现值考虑贴现率时的年平均值。

应用年当量净效益对方案进行评价和决策时，一般用于不同计划期限的互斥方案进行比较、评价和决策。当各方案年当量净效益都为正值时，选取当量净效益高者为优。

第三，效益成本比率法。

效益成本比率是卫生计划方案的效益现值总额与成本现值总额之比。

效益成本比率法适用于在有预算约束的条件下，从一组卫生服务项目中，选择能够得益最大的实施项目，使一定量的卫生资源的分配获得最大的总效益。因此，只有效益成本比率大于1的方案才是使有限的资源获得较大效益的方案；在多个方案比较时，按照效益成本比率大小顺序排列，比率高的方案为优选方案。

三、成本—效用分析与评价

（一）成本—效用分析的定义

成本—效用分析是比较项目投入成本量和经质量调整的健康效益产出量，来衡量卫生项目或治疗措施效率的一种卫生经济学评价方法。成本—效用分析在测量产出时，把各个方案的不同指标转化为可以比较的统一效用指标，克服了成本—效果分析无法比较目标不同的项目方案的局限。它是成本—效果分析的一种发展。

成本—效用分析的优点在于单一的成本指标（货币）、单一的效用指标，使其可被广泛地用于所有的健康干预。其特点在于效用指标是人工制定的，使用卫生服务最终产品指标把获得的生命数量和生命质量结合到一起，反映了同一健康效果价值的不同。在进行成本—效用分析时，比较的是每增加一年寿命的成本。但如果考虑到生命质量而进行成本—效用分析时，先计算不同方案或预防措施增加的效用指标或挽回的成本指标，然后再比较每增加一个效用指标或挽回一个成本指标的成本是多少，选择成本效用比率较低的方案或措施，以进行方案的优选和决策。

然而，成本—效用分析的主要争议来自效用的度量，因为在这种分析中，度量效用要计算最常用的结果量值，即质量调整生命年，在此存在学术与实践争议。

（二）效用的测量与计算

成本—效用分析中的成本用货币单位表示，效用为项目获得的质量调整生命年，而质量调整生命年是用生活质量效用值为权重调整的生命年数。成本—效用分析涉及的"效用""生命年""生活质量效用值""质量调整生命年""失能调整生命年"等是经济学、社会医学研究领域内的几个概念。对个体来说，效用由生活年数和生活质量两部分组成。生活年数是个体从出生到死亡的时间数量；生活质量是个体在生与死之间每一时点上的质量，用生活质量效用值表示。生活质量效用值是反映个人健康状况的综合指数，取值范围在0~1之间，"0"代表死亡，"1"代表完全健康。

成本—效用分析通过计算每一项目的成本效用比，比较各项目获得每单位的效用指标所消耗或增加的成本，进而对不同项目的效率做出评价。成本效用比值越高，表示项目效率越低，相反，表示项目效率越高。

成本—效用分析中，常用的确定健康状态效用值（或失能权重）的方法有以下几种：

①评价法。挑选相关专家根据经验进行评价，估计健康效用值或其可能的范围，然后进行敏感性分析以探究评价的可靠性，这是最简单方便的方法。

②文献法。直接利用现有文献中使用的效用值指标，但要注意其是否和自己的研究相匹配（包括其确定的健康状态、评价对象和评价手段的适用性）。

③抽样调查法。自己设计方案进行调查研究以获得需要的效用值，这是最精确的方法。通常采用等级衡量法、标准博弈法、时间权衡法衡量健康状态的基数效用。

对于质量调整生命年，其重点在于确定和选择健康状况的质量权重，其计算的是健康的获得。

对于失能调整生命年，其重点是失能权重的确定和选择，其计算的是健康的损失。若在完全健康（未失能）和死亡（完全失能）之间确定六个失能等级，每个等级表示比上一个等级更大的福利损失和增加的严重程度。

成本效用分析使用质量调整生命年做项目健康产出单位，克服了将项目健康产出简单的货币化带来的问题，也可以比较具有不同种类健康产出项目的经济效益，因而其使用范围较为广泛，特别适合于进行卫生保健项目的经济评价。

第三节 医疗技术经济分析概述

随着医疗市场竞争的日趋激烈，各大医疗机构为提高诊疗水平，从而不断加大对医疗设备、医疗技术的投入。医疗设备和新的医疗技术在给医院带来经济收益的同时，给医院带来的经济风险也在逐步增大，也给患者带来日益增加的医疗经济负担。一项新的医疗技术或卫生服务技术是否值得使用，如何对其进行经济学评价成了各医院、患者乃至卫生界面临的一项重要工作。

一、医疗技术经济分析的概念

医疗技术经济分析（Medical Technology Economic Analysis），就是应用技术经济的分析与评价方法，对医疗技术的选择、实施过程或产生的结果，从卫生资源的投入（卫生服务成本）和卫生资源的产出（效果或效益）两个方面进行科学的分析与评价，为政府或卫生部门和卫生机构从采用到推广医疗技术，以及医疗技术方案目标的实现程度，提出选择与决策的依据，以减少和避免卫生资源的浪费，使有限的卫生资源得到合理的配置和有效的利用。

通过卫生经济分析与评价，可以论证医疗技术措施的经济效果。例如，对是否采用新的医学技术、仪器设备，如是否用 CT 代替其他的诊断仪器、对终末期肾病病人的治疗是否有必要采用肾脏移植而相对减少肾透析等，应用卫生经济分析与评价，可以帮助论证各种方案在经济上是否可行。

此外，通过卫生经济分析与评价，可以对医学科学研究成果进行综合评价。医学科研本身是多因素的复杂过程，当科研成果形成了新技术，并应用于实践中时，对其经济效益进行经济学评价，有助于医学科研成果的综合评价与推广应用。

二、医疗技术经济分析与评价的基本步骤

（一）明确评价的目的

作为决策者和评价者，首先必须明确所要评价的问题，目标分析是卫生经济分析与评价的首要步骤。其次作为一个评价方案，要明确什么是被比较分析的项目或活动，在指出被比较的对象时，还应当说明排除那些未予比较的项目或活动的理由。同时，还必

须表明评价采取的立场和观点，立场观点不同，对同一结果的评价也会不同。总之，只有在明确所要评价的问题的基础上，分析评价各备选方案及其实施的影响，才能做出科学的评价结果。

（二）确定各种备选方案

在分析评价中，提出各方案最佳的实施措施以供比较，是卫生经济分析与评价工作的前提。要实现医疗技术预期的目标，可以采用不同的实施方案及具体措施。评价者应该考虑到一切可能的方案，并对每个方案都有一个全面的认识。

（三）对各备选方案的投入和产出进行测量

要对备选方案做出正确的评价和决策，必须获得各种方案的投入—产出信息，即要求评价者确认、衡量备选方案相关的成本和结果。测量成本时，不仅包括医疗技术方案实施所消耗的物质资源和人力资源，还应包含由于实施方案所造成的其他方面的经济损失，即计算方案实施的直接成本、间接成本和社会成本。同时测量不同方案时，还要注意统一方法以避免重复或遗漏计算，加强方案间成本的可比性。

医疗技术方案产出的测量是测定方案实施所带来的结果，既可以是健康水平的改善、收入的增加，又可以是卫生资源的节省和损失的减少，或两者兼顾。可根据不同方案的特点和分析评价目的，来选择不同的效果、效益、效用指标进行测量。一般来说，效果指标能客观反映方案实施后情况的变化，比较适用于同一目的、不同方案间的比较；效益指标一般统一用货币表示，并从社会角度出发，反映方案的产出结果，适宜对不同目标的不同方案进行比较；而效用指标体现了对健康状况和生命质量的满意程度，包含了无形效益，它是从人的生命和生命质量角度进行评价的一个综合指标。

（四）考虑货币的时间价值

医疗技术方案的实施周期比较长，而实施后的成效可能若干年后才获得，因而不同年份的货币价值是不相同的。这就必须将不同时间所发生的成本和效益，分别按照相同的利率换算成同一"时间点"上的成本和效益（即"贴现"），以便进行比较。

（五）指标的计算和敏感性分析

将不同方案成本和产出的测算结果，进行计算并加总，如计算增量成本和未增量效果，以得到分析与评价的数据指标。

另外，由于分析评价中存在一些不确定因素，如贴现率、有效率等，影响结果的可靠性。通常，依靠敏感性分析，研究不确定因素对结果的影响，即先找出方案中有争议的估计值，然后确定估计值可能范围的上下限，再在"最不保守""最保守"的假设估计下进行结果的计算，如果数据改变不影响决策，说明决策对该估计值的变动不敏感。否则，应进行必要的修正。

（六）分析与评价

应用相应的卫生经济分析和评价方法，对不同方案进行比较分析和评价，并结合可行性分析和政策分析做出科学的评价结果与方案选优。

三、医疗技术经济分析与评价方法

医疗技术经济分析与评价的方法，即卫生经济分析和评价的方法，主要是成本最小化分析法（CMA）、成本—效果分析法（CEA）、成本—效益分析法（CBA）和成本—效用分析法（CUA）。

卫生技术评估（HTA）的最终目的是通过提供科学、可靠的信息或提出明确的建议，以影响卫生技术的推广和应用，通过增加效果或降低成本提高卫生保健系统的效率。

1995 年，加拿大魁北克的卫生技术评估委员会调查了 21 份 HTA 报告（覆盖 16 个题目）对卫生政策和医疗费用的影响。除 3 份 HTA 报告外，其余的报告均产生了巨大影响。例如，在 20 世纪 80 年代末期低渗造影剂应用于临床之前，均使用高渗造影剂。据报道，一篇有关乳腺癌普查的 HTA 报告结果显示，对 50~70 岁的妇女进行普查成本—效果最好，这使政府改变了过去对所有育龄妇女进行普查的政策，优化了卫生保健系统。

卫生技术评估的另一重要影响涉及预防医学服务。1978 年，美国技术评估机构分析了肺炎球菌疫苗的成本—效果。结果是：在 65 岁以上老年人中每获得一个健康生命年的成本是 1 000 美元，成本—效果比极佳。美国国会据此修订了《老年保健法》，规定从 1981 年开始给老年人接种肺炎球菌疫苗。1981 年卫生技术评估委员会还研究了流感疫苗，发现在 65 岁以上的老年人中使用这种疫苗的收益也大于成本。1987 年美国国会再度修订了《老年保健法》，要求对 65 岁以上的老年人接种此疫苗。

第四章 医疗服务市场的经济分析

在社会主义市场经济的大环境下，提供医疗服务的各种经济活动和经济关系不可能独立于市场而存在。医疗服务作为一种特殊的商品，其供需双方的商品交换同样是通过医疗服务市场实现的。医疗服务市场是以一定的医疗设施、卫生材料和技术为医疗服务需求者提供医疗服务的专业性市场，是医疗服务供需双方商品交换关系的总和。因此，根据医疗服务的特点，应用经济学的理论和方法对医疗服务市场进行分析，对于解析医疗服务市场中的现象，探索提供医疗服务中的经济规律具有重要的意义。

第一节 卫生资源配置的目标

健康是构成个人福利最重要的因素之一，是努力工作、享受生活的基本前提。医疗服务的生产和消费与其他物品或劳务并无本质区别：医生、护理、住院等各种医疗服务的供给都是有限的，而公众的需要则远远超出可供利用的卫生资源数量。卫生经济学运用经济学的理论和方法研究资源如何向卫生行业分配，以及卫生行业内的资源如何有效配置。卫生资源配置必须考虑两个目标：如何有效配置资源？如何促进社会公正或公平？

卫生资源有限，不计成本地为病人提供尽可能多和尽可能好的医疗服务是不现实的。建造医院、培训医护人员、生产药品和医疗仪器，都要消耗资源（如土地、劳动和资本），这些资源本来可以用于其他用途。而提供更多更好的医疗服务，就意味着我们必须减少其他消费，例如，食品、住房、书籍、电影、汽车等。因此，提供额外单位医疗服务的所得（边际收益）如果大于所失（边际成本），就应该继续提供更多或更好的医疗服务；反之，就应该减少医疗服务的数量或降低质量。当医疗服务的边际收益等于边际成本时（等边际原理），医疗服务的数量或质量是恰当的，或称之为有效的。

一方面，如何衡量医疗服务的收益与成本是比较困难的。例如，评价健康改善的价值有多大，人们提出了一些办法，如人力资本法、质量调整生命年等，都有明显的缺陷，没有一个方法是完善的。但是，我们必须给出答案，否则，资源配置的效率标准将无法建立。

另一方面，大多数人认为，卫生资源的分配应该做到公平或公正。虽然没有人能够给公平一个无可争议的定义，但在医疗领域，人们通常使用三种公平概念：给一切有需要的人提供最低标准的医疗服务；相同的需要应该得到相同的医疗服务；可及性的均等化（私人花费的均等化）等。

完全竞争模型为我们描绘了一个理想的世界：医生和医院根据疾病类型、轻重缓急、治疗时间，向病人收取不同的费用；诊疗水平不高、就诊环境差的医生，会拱手将病人让给药到病除和就诊方便的名医；医院如果不能改进医疗服务质量和（或）降低成本，收费高于竞争对手，最终将被迫离开这个行业，而留下来的一定是提供质量更高和更便宜服务的医生和医院；医生和医院为了生存和发展，会认真对待病人的愿望和偏好，一切以病人为中心；有医疗服务需求的人只要能够支付相应的费用，就可以自由地选择最合适的医生或医院；医生或医院为了自己的声誉，还可能免费为一些支付不起医疗费用的人提供医疗服务。总之，这样的医疗服务体系，实现了"在成本尽可能少的情况下，最大限度地满足个人医疗服务需求"。看起来，市场经济的价格机制，为卫生资源配置的效率问题提供了一种可能的解决方案。

但是，目前从世界范围来看，这种理想似乎只是空想。一些经济学家坚持认为，理想之所以难以实现，原因在于人们出于各种各样的动机和理由，人为地对医疗服务市场施加了许多限制，根本就不愿意真正放手让价格机制充分发挥作用。更多的人则认为，与一般物品或劳务相比，医疗服务的交易具有更多的特殊性：需求的不确定性、医生和病人之间的信息不对称、垄断、外部性，以及公众对"公平"的不同理解与追求。不对称信息、垄断和外部性将会导致市场失灵，需要通过价格机制之外的手段来校正市场偏差，而需求的不确定性以及个人的收入和财务约束，则涉及公平与效率的问题。

即便卫生资源的配置是有效的，也未必符合人们对公平的理解与期待。事实上，医疗服务的信息问题和医疗服务本身的特殊性，的确会在一定程度上造成医疗服务供需双方行为上的扭曲，从而降低卫生资源配置的效率。因此，医疗服务的效率与公平将是人类社会一个永恒的话题。

第二节　外部性、公共品与政府职责

外部性与公共品是影响价格机制发挥作用的重要原因。下面主要介绍外部性和公共品的有关知识，并简要讨论政府在公共卫生领域的作用以及我国目前的公共卫生政策。

一、外部性

物品或劳务的生产、交易或消费，如果对旁观者造成了影响，就会导致经济学所谓的外部性。如果这种影响是不利的，就称为外部成本；如果这种影响是有利的，则称为外部收益。例如，接种疫苗、医院收治（隔离）了传染病患者，会产生外部收益，因为这些做法降低了其他人感染疾病的可能性。

我们将"个人收益（成本）+外部收益（成本）"称为社会收益（成本）。显然，外部收益（成本）越大，个人收益（成本）与社会收益（成本）之间的差距也就越大。当存在外部性时，价格机制往往难以有效配置资源。市场提供的服务数量偏低，原因是个人收益小于社会收益。一个自然的想法是，政府应该对患者进行补贴，使得私人边际收益加上政府补贴正好等于社会边际收益，或者政府对提供者进行适当的补贴，降低私人提供者的成本。这两种方法都可以实现社会最优资源配置，使实际接种或收治人数达到有效数量。当然，也可以由政府直接组织生产，提供疫苗接种服务和传染病收治活动（这相当于政府收购或兼并私人提供者）。

政府干预可以纠正外部性导致的市场失灵，但在实际操作中存在着很多困难。首先，政府可能没有充分的信息确定外部性的范围、外部收益的确切大小，因而应该补贴多少，数量往往无从确定。其次，提供者知道有补贴，可能就会虚报成本，以争取更多的补贴。最后，政府可以自己直接组织生产，但其花费来自纳税人的钱。因此，提高生产效率、降低成本的激励可能不足。

二、公共品

外部收益的一种极端情形是：有些物品或劳务的消费比较特殊，只要有人花钱购买和消费，别人就可以获得同样大小的收益，并且人们无法阻止别人"搭便车"。这就产生了公共品（public goods，或称为"共用品"）的概念。公共品是可以多人共享而又不能将未付费者排除在外的物品或劳务。公共品的第一个特点是非竞争，即一个人的消费基本上不会减少另一个人的消费，或者说，多提供一个人消费并不需要消耗额外的资源，边际成本为零。例如，文艺表演、路灯。否则，就是竞争性的，例如，住房、公海里的鱼。公共品的第二个特点是非排他的，即排除未付费者使用几乎是不可能的，例如，空气、国防。否则，就是排他性的，例如，食品、桥梁。既是竞争性的又是排他性的物品或劳务费称为私用品。

在上面的例子中，住房和食品是私用品，而路灯和国防是公共品。其他如基础医学研究成果，疾病预防与控制，医疗质量信息发布，社区健康教育宣传，环境卫生，空气质量，不拥挤的公路，电台播放的天气预报等，都是公共品。

要注意，公共品与公共部门提供的物品是两个不同的概念。公共部门提供的物品或劳务并不都是公共品，而公共品也可以由私人提供。

公共品既然可以共用，又没有排他性，如果放到市场上出售，无论自己多么看重，每个人都指望别人付钱。因此，如果依据价格信号，就不容易做到边际成本等于边际收益，公共品的供给数量往往不足。当然，这并不意味着公共品一定不能由私人提供。例如，房屋开发商可能愿意投资改善社区的公共卫生状况，因为这样一来，该地区的房地产价格可能上涨。一个城市的公共卫生状况，往往会影响投资人的投资意愿，继而影响房产价格，房屋开发商也可能会联合起来，考虑这方面的问题，并有所作为。港口的灯塔，经济学家曾经认为不可能由私人来提供，但考证表明，私人提供灯塔是可行的，灯塔的所有者虽然无法直接向夜晚过路的船只收费，但他们可以向码头的所有者收费。

当公共品受益人数众多时，"搭便车"会造成很大的困难。这时，政府可以通过税收融资，由政府所属的公共部门直接提供公共品。难题是，政府是否能够提供有效数量的公共品呢？既然不能排除未付费者使用，就没有人愿意如实报告相应的边际收益，支持该项目的人会夸大其价值，反对该项目的人则会贬低其价值。实际上，政府的"成本—收益"分析的难度很大，从而政府提供的公共品数量一般也不可能达到最优。

三、政府的职责

外部性问题和公共品的政府解决方案并不完美。但是，在大多数场合，政府利用其强制性的公权力，通过税收筹集资金，为全体居民提供公共品，责无旁贷，义不容辞。公共卫生和疾病预防与控制，与国防一样，是非常重要的公共品。同时，善待贫困阶层，为低收入家庭提供必要的医疗保健服务也是一种公共品，它关系社会的和谐与稳定，最终也会对经济效率产生影响。

外部性和公共品的经济学分析表明，政府虽未必亲自组织生产，但应该在公共卫生服务提供过程中发挥主导作用。研究数据表明，中国目前已经将包括公共卫生服务在内的各种医疗服务盲目地推向市场。政府的公共卫生财政开支比最不发达国家的还要低，在最不能市场化的领域中国恰恰是最市场化的国家。与之相反，在可以市场化的大多数私人医疗服务领域，各级公立医院却垄断了整个市场，并由此带来了一些严重的不良后果。

因此，当务之急，政府应当充分认识到卫生服务领域中各类产品或服务的特征，并制定相应的政策，发挥好政府在市场中的职能和作用，特别是对公共品的提供和相关政策。政府需履行好以下职责。

第一，正确认识市场化过程中国家干预政策重心的转变。在可竞争的私人医疗服务领域，政府的职责首先是维护竞争秩序，反对垄断。而在公共卫生领域，政府必须有所作为：采取直接行动（免费治疗、防病、防疫、发布信息、为低收入阶层购买保健服务）；为私人部门提供激励（补贴或免税）；强令私人部门采取某些行动（比如说企业必须为其雇员提供健康保险）；综合使用这些手段（为老年人和贫困人口支付医疗费用）。

第二，正确划分卫生领域的公共品和私用品。为解决公共品生产不足问题，国家应该以法律形式，确保国家财政协同地方财政，支持公共卫生事业的发展，促进社会公平。至少包括以下内容：公共卫生计划，特别是灾后防疫；重大疾病控制；母婴保健计划；计划生育服务；城乡贫困人口的基本临床服务；基础医学研究与开发；公共卫生健康保健的营养知识与信息传播；农村基本卫生服务人才和公共卫生管理机构公务员培训等。

第三，改变政府主管部门的角色定位。由医院和医生利益的代表，转变为患者利益的代表；从办医院、管医院转变为办大卫生、办公共卫生；由直接干预、直接管理医疗机构转变为向全社会和社区提供信息、知识、法律服务；在私人医疗服务领域，由原来的限制竞争、保护垄断转变为鼓励竞争和引导竞争。

公共卫生事业，尤其是防病、防疫与传染病控制，要一直坚持下去。医学实践也证明，"预防性治疗"的投资回报率要远远高于"纠正性治疗"的投资回报率。当然，政府以怎样的方式介入公共卫生领域，介入程度有多大，可以有很多讨论的余地和制度创新的空间。但政府对公共卫生领域放任自流、无所作为显然不妥，投资力度也显然不够，这一点是无可争辩的。

第三节　不对称信息

一、基本概念

在物品或劳务交易过程中，如果一方拥有另一方所不知道的某些信息，我们就认为，存在着信息不对称问题。例如，患者比医生或保险公司更加了解自己的生活习惯，而一般来说，医院或医生比患者要更加了解治疗方案的疗效和不良反应。医生可能会夸大疗效或隐瞒不良反应，患者听从他们的意见，会过高地估计自己的边际收益。这时，不对称信息便会导致价格上涨和实际消费量增大。工作环境可能损害健康，雇主有意不让员工知道这一点，员工会过低地估计劳动的边际成本。这时，不对称信息导致劳动供给量增加而工资降低。

不对称信息问题，在所有物品和劳务市场中或多或少都存在，只是程度各有不同。在医疗服务领域，信息问题似乎格外引人注目，也确实给卫生资源配置造成了更多的困难。不过，从长期看不对称信息并不是非常严重的问题。但要了解市场的短期运行，我们还是要考虑和正视不对称信息问题。

交易之前的不对称信息可能导致逆向选择；交易以后的不对称信息则可能导致道德损害。医疗服务市场中，人们在面临逆向选择和道德损害等不对称信息问题时，需要采用一定的方法加以克服，以保证卫生资源的利用效率。

二、逆向选择

医院或医生的服务质量良莠不齐，患者由于缺乏相关的质量信息，只能根据经验按照平均质量确定自己的支付意愿。这时，高质量的医疗服务由于成本高，得不偿失，自愿退出市场，剩下来的都是低质量的医疗服务。患者经过一段时间的实践和理性判断，就会发现这一点，从而进一步降低自己对整个医疗市场中平均服务质量的判断，并降低自己的支付意愿。如此实践或推理，最终的结果是医疗市场只会提供质量最差的服务。在保险市场中，如果根据平均患病率确定保险价格，愿意买保险的都是身体健康状况欠佳者。这就是所谓的逆向选择（也可称为逆淘汰）。

然而实际情况并没有那么糟糕。医生可以主动发信号，将自己与别人区分，证明自己的价值。例如，医生可以通过读不同医学院校不同级别的文凭、在不同医院当实习医生的经历和进入不同医院，向患者发出不同的信号。在保险市场中，投保人通过出示自己的健身俱乐部会员证，或证明自己曾经是运动员，以显示自己比一般人健康，并得到优惠的保险价格。产品保修，花大价钱请大牌明星做广告，也是信号传递的方式。如果产品质量不过硬，骗得了一次骗不了第二次，企业就不敢做出这种承诺和大笔投资（沉没成本）。医疗服务市场中的预付制，可以视为一种保修承诺，也是传递信号的一种方式。

不言而喻，信号传递不同于"王婆卖瓜"。信号传递是要付出代价的（如要想获得博士学位就要付出更多）。当然，发信号的成本也不能太高，如果要求人们都必须成为专业运动员，才能得到较低的健康保险价格，则没有几个人能够做到。当信号成本或信号强度恰到好处时，市场可以实现分离均衡：不同类型的人发出不同的信号。但是，发信号的成本仅仅因为不对称信息而起，未必具有生产性。因此，市场只能部分地解决信息不对称问题，与理想的完全竞争模型相比，资源配置的效率就会下降。

缺乏信息的一方也可以对隐藏信息的一方进行信息甄别。例如，保险公司可以设计两种不同的保单：一种保费率较高，但没有扣除，或共付比例较低；另一种保费率较低，但要扣除若干费用，或共付比例较高。这样健康问题比较严重者会自动选择第一种，而健康状况良好者会自动选择第二种。合同设计合理，市场也可以实现分离均衡。研究者已于1967年和1977年证明：在信息不对称的条件下，垄断的或竞争的保险市场均不存在混同均衡，患病风险、风险态度、医疗服务购买能力、医疗服务可及性不一样的消费者不可能都购买同样的保险合同。

信息甄别也是有代价的。首先，复杂精巧的合同设计本身就需要成本。其次，可以证明，在分离均衡中，面向低风险者的保单价格是公平的，但对其投保数量则要加以限制，因而会出现保险不足的问题。这可以理解为，高风险者（"坏人"）给低风险者（"好人"）带来了外部成本，低风险者的利益因而受到了损害。

无论是发信号，还是进行信息甄别，信息都是稀缺的，人们必须付费。不是说由政府出面，信息不对称就会消失，就可以免费。信号传递和信息甄别，都是非常技术性的问题，信息经济学（也称为激励理论或委托代理理论）就是专门研究这类问题的。

较好的解决办法是信誉机制。大多数产品或服务的交易，都存在不同程度的信息不对称问题。因此，如果说我们在日常生活中，总是"不得不"相信别人的话，那主要是因为我们认为对方是讲信誉的。信息越不对称，信誉和品牌的价值就越大。医疗卫生领域作为技术密集行业，消费者缺乏专业知识，供需双方在更大程度上存在着信息不对称，因此消费者更相信知名的专家和著名的医院。

三、道德损害

大多数人买了医疗保险以后，就不再约束自己，往往采取一些不健康或不适当的生活方式；病人挂号请医生看病，医生可能敷衍了事，或有意夸大病情，向病人提供过多的服务；公司股东高薪聘请了总经理，总经理非但不努力工作，反而将不良业绩归咎于外界各种不确定因素。这些就是由于不对称信息（隐藏行动）导致的道德损害。之所以有隐藏行动，是因为监督也是有成本的，有时甚至成本过高。例如，保险公司不可能如影随形，跟踪监督投保人的一举一动，并随时做出必要的提醒；股东也难以知道总经理是在思考经营战略，还是有其他打算。

保险市场对付道德损害问题的基本措施是，只向客户提供部分保险（免赔额和共付比例），并限定投保人不能将同一资产再拿到其他保险公司去重复保险。在劳务市场，效率工资是用来克服道德损害的一种常见手段。该想法最初来自福特。1915年，福特通过付给工人相当于当时劳动市场均衡工资水平两倍的工资（每天5美元），吸引了大批高素质的熟练工人，并极大地刺激了他们的劳动积极性，这种违反常规、不可思议的做法反而降低了成本，提高了生产率。效率工资的原理很简单：工资高于市价，人为造成劳动力供过于求，形成一批"失业大军"，增加失业的机会成本，激励在位的工人努力工作，节约监督费用。"高薪养廉"的原理也是如此，但前提是，玩忽职守贪赃枉法者一旦被发现，必须加以惩罚并严肃法纪。在医疗服务领域，效率工资的原理也有很多应用。例如，在医院做同样难度的一台手术，效果差不多，但专家与一般医生的费用差别要远高于手术效果的差别。这些做法都是希望以效率工资替代昂贵的监督费用。

四、市场信息中介

医疗服务的一个显著特征是患者在诊断、治疗、质量和价格等方面缺乏足够的信息。这种信息的不对称分布，使得医疗质量评价和信息传播特别困难，仅靠市场竞争对"江湖医生"进行惩罚可能十分缓慢，并缺乏效率。而由患者分散地获取医疗质量信息，既不经济，技术上亦不可行。因此，为了改善医疗质量信号的传递机制，提高市场竞争性，应该充分发挥信息中介（特别是民间组织）、保险公司、各种健康服务一体化组织以及雇主（尤其是大公司的所有者）的作用，它们具有医疗质量信息收集的积极性、技术优势和规模经济。

信息中介包括一切经政府特定程序批准的专门提供信息服务的特殊企业。例如，质量认证机构（由于质量管制存在一定的负面影响，不应该将质量认证等同于质量管制）、卫生检测机构、会计师事务所、律师事务所、资产评估事务所、信用评估公司和新闻媒体等。

必须强调的是，中介组织如果不能经受市场的"生存检验"而是由政府出面主持，信息传递就可能存在很多人为限制，信息披露可能要经过重重关卡的过滤，信息传递的效率和人为扭曲将难以避免。我国的《医疗事故处理条例》虽然已经颁布实施，但患者仍然处于弱势地位，很多地方的医疗鉴定费用动辄成千上万元，患者维权的成本太高，并存在质量鉴定与信息披露是否真实的问题，其中一个原因就是政府干预行为较多。

信息中介的一个典型例子是全科医生的出现。全科医生为社区居民提供健康咨询、预防保健、凭借自己的专业经验帮助联系转诊和聘请专家会诊等事宜，以此获得服务报酬和充当信息中介的佣金。全科医生之间在预防保健的效果、服务态度方面相互竞争。这种做法的进一步发展就是各种医疗一体化组织的出现。例如，保险公司自己直接办医院，或控股、收购医院等，大城市各种庞大的、垂直联合的卫生保健公司，等等。其实，美国的优先提供者组织（PPO）和健康维护组织（HMO）以及"有管理的保健"也可以视为一种信息中介，它们有选择地与医院和医生签约，该组织的会员只需交纳一笔年费，就可以获得其提供的医疗服务，会员可以决定是否与它们签约和续约。只有那些在医疗质量信息收集和鉴别方面经验丰富，为会员提供恰当的服务并且善于与医院或医生讨价还价的组织才能得到消费者的青睐。

从一定意义上讲，医院和联合开业诊所本身就是一种信息中介。医生服务、化验检查完全可以由分散的个体提供。事实上，医院也不存在非常明显的规模经济（至少目前卫生经济学界对医院的最小有效规模到底是多大，结论并不明确）。大多数医生，即使独立开业，也往往还是要加盟一所或几所医院或联合诊所，原因就在于医院或联合诊所在信息生产中存在规模经济。第一，较之外行的病人，内部评价和监督的成本较低，医院或诊所节约了病人的"搜寻费用"，病人只需选择医院而不必选择医生。第二，新进入市场的医生在病人之中树立自己的威信要花很长时间，通过加入医院或联合诊所，他们不仅可以从有威信医生那里获得病人，还可以分享医院已经获得的声誉，获得一枚公众认可的"社会印章"。事实上，如果不加盟医院，医生很难成功挂牌。因此，成功的医院或诊所为它的每个成员都发出了一个强烈的"我们是最好的"信号。

保险公司的作用也不容忽视。目前，国内的医疗保险业务还远未达到专业化运作的程度，基本上只是分摊风险，仍没有起到有关医疗质量信息的收集、鉴别的作用。一方面，健康险在保险公司仍然处于从属地位，有关的专业人才、基础数据、精算体系都严重缺乏，很难进行保单定价、理赔调查、风险管理和费用控制。另一方面，医疗保险涉及保险公司、患者、医院和医生，数据收集、理赔调查和费用控制都离不开医院和医生的配合，而目前保险公司与医院之间并没有产权和资本控制上的从属关系，缺乏直接经济联系，利益共享、风险共担的合作机制并未形成。因此，应从政策法规和实际操作上积极鼓励保险公司对医院和大型医疗设备进行投资，形成第三方管理模式。

为患者提供专家经验和质量担保服务的信息中介能否减少医疗信息不对称，显然是有条件的。一个关键的问题是：既然自己是"外行"，那么，凭什么相信"专家"告诉我的东西是真实可信的呢？很大程度上，这一问题最终还是要靠信誉和品牌来解决。

五、政府管制

上述各种市场解决方案，往往还不足以克服或减少信息不对称对医疗服务市场正常运作的负面影响。这时，政府就会介入，采取各种管制政策。大多数政府管制政策的基本出发点是要充当消费者的监护人，负责保证医疗服务标准达到一个可以接受的最低水平。

例如，政府规定了医生、护士的教育细则和培训标准，并要求医生和护士必须达到一定的专业水准才能取得注册资格。而对于药品市场，政府则制定最低质量标准（新药品必须通过一系列试验和统计检验才能得到批文进入市场），帮助消费者过滤不安全的药品，政府还强制要求患者在买药之前必须持有医生的处方，借助医生的专业知识帮助消费者对药品质量进行甄别。政府往往还限制医生和药品广告，减少消费者需要进行甄别的信息量。

不仅如此，在医药质量管制方面，政府往往还会直接对医院的具体运营过程进行必要的监管和干预。例如，规定医院对服务项目明码标价，并为患者提供费用查询服务（我国2002年12月22日才有规定出台）；实行医疗服务价格管制；督促和指导医院建立诸如利用审查制度和同行审查组织；资助医院建立临床决策支持系统（DSS）以便为医生和患者提供完善的信息支持、为保险公司建立按疾病诊断相关组定额支付体系和按资源利用分组支付方式提供技术支持；定期报告各医院的服务种类、服务能力、一次就诊的费用以及卫生服务质量评审结果；必要的时候，应对私营医院的投资水平进行控制等。当然，政府不一定直接从事这些活动。例如，可以委托医疗体系内部的专业团体对其成员进行不同形式的管理，也可以向诸如"消费者指南"之类的杂志或网站给予补贴，间接达到目的。

依靠自身权威性（信誉）和信息收集上的规模经济性，政府可以在一定程度上改善市场的运行效率。但是，对于任何物品或劳务的交易，信息不对称只是程度问题，政府不可能完全消除信息不对称，特别是政府的管制政策不当时，管制政策本身带来的问题可能比解决的问题还要多（管制俘获理论认为，政府最后可能会被被管制者拖下水，保护被管制者的利益而不是消费者利益）。例如，为了应对信息不对称导致的逆向选择问题，许多国家的法律都规定，企业必须为其所有的员工统一提供健康保险，并享受免税待遇（强制性集体保险）。这种做法虽然有利于解决逆向选择问题，但也有弊端。因为不同企业提供的健康保险待遇往往不同，"福利包"大的企业将吸引更多的"病人"，这反而阻碍了劳动力的流动，同时，企业为规避强制性医疗保险，可能会雇用大量的临时工。有鉴于此，很多国家都建立了全民健康保险系统，通过税收向每个公民提供免费的基本医疗服务。但是，加拿大和英国的实践表明，全民健康保险系统也有诸多难以克服的问题，或者造成服务短缺，导致大量的排队现象，或者医疗费用增加过快，税收越来越重。

美国医学协会（AMA）从1847年成立时起，就通过严格的职业执照控制医生的进入，排除现有的执业者，同时，还通过干预医学院招生数量、游说政府等手段来控制医生的数量，美国医学协会这样做是为了维护健康护理的高标准。结果不仅减少了医生的供给（供给曲线左移），也增加了消费者对美国医学协会成员（几乎一半的美国医生）服务的需求，需求曲线右移，医生工资上涨。

高涨的医疗成本最终导致公众对美国医学协会的反竞争做法提出强烈批评，一些限制被迫取消。从 20 世纪 60 年代开始，美国医学协会对美国国内医科毕业生的数量控制有所减弱，移民法亦有所更改，许多外国医生获准在美国开业，新增加的医生中外国医生的比例从 20 世纪 60 年代的 15% 上升到 20 世纪 70 年代的 40%。如此一来，美国人均医生数量从 1965 年到 20 世纪 80 年代早期上升了将近 50%，但联邦贸易委员会和法院依然不断对美国医学协会施压，敦促其取消医生做广告的禁令，进而每 10 万人拥有的医生数量从 1975 年的 169 人增加到 1990 年的 233 人，供给进一步增加，于是均衡再次移动，医生开始抱怨工资下降。以 1981 年价格计算，20 世纪 60~80 年代，供给增加使医生的年平均收入减少了 23 000 美元。

进一步的事实是，较高的工资吸引了更多的大学生主修医学（由于限制减弱，医学院招生数量逐渐增加），但经过 4 年的大学和 10 年的医学院及医院实习，等到他们开始工作时（这又进一步增加了供给），医药专家的薪水已经下降。同时，在 20 世纪 80 年代末，许多消费者开始从昂贵的私人医疗转向成本较低的健康维护组织，对私人诊所和医院（医院雇用了大部分的专家）服务的需求进一步下降，均衡进一步移动。到 20 世纪 90 年代末，数以千计的麻醉科、肺科、眼科、神经外科和放射医学的新专家都经历了工资率下降的痛苦并感到失望。

第四节　垄断的经济分析

某物品或劳务只有唯一的卖家，并且没有相近的替代品，就是垄断（monopoly）。垄断的成因有几种可能：①厂商独家控制了某种关键性的生产资源。②规模经济（产出越多则平均成本越低）导致的自然垄断。例如，城市里的水、电、煤等所谓的公用事业，独家经营比多家经营的平均成本反而要低。由于平均成本最终会上升，能否成为自然垄断还要看市场范围。例如，人口稀少的镇医院，也可以是自然垄断。③信息不对称导致的局部或短期的垄断特权。④政府人为设置市场进入壁垒。例如，为了保护知识产权，政府通过专利（patent）、商标（brand）、版权（copyright）等法律手段阻止其他人进入市场。极端的情形是政府特权造成的行政垄断，进入壁垒非常简单，除了政府授权经营的企业，任何其他企业进入市场都将受到起诉。

成因不同，垄断的经济后果也不一样。因此，对垄断的看法不能简单化。医疗服务行业中的垄断一般是由后两种原因造成的。首先，信息不对称使得病人不可能"到处采购""货比三家"，医生或医院因而获得了相当大的垄断权力，避免了激烈的相互竞争。其次，药品或医疗技术发明专利，也会造成垄断。最后，为了克服医疗质量信息不对称，或为了公平的原因，政府可能选择自己直接办医院，并排斥私人经营，造成行政垄断。

一、垄断定价与经济福利损失

垄断厂商的需求曲线就是向右下倾斜的市场需求曲线。这时，价高少卖，价低则可以多卖，垄断者寻寻觅觅，希望确定一个对自己最有利的价格，称为觅价行为。垄断企业不会在弹性（$e<1$）的地方定价。这就是垄断定价的（逆）弹性法则：最优加价率与弹性成反比，弹性越小，垄断价格高出边际成本的能力越大。因此，也可称为勒纳指数，用以反映企业垄断势力的大小。逆弹性法则只是一个理论公式，不能直接套用。一般地，垄断者是根据经验或惯例确定一个加价率和销售价格。在销售的同时，再做一些市场调查，通过适当降低或提高价格，反复试销，然后根据实际需求量的变化，获得更多的需求信息，最终"寻觅"到最优价格，实现垄断租金最大化。

首先，对于由规模经济导致的自然垄断，经济学家一般并不特别反对。赞成者认为，哈伯格三角微不足道，因为垄断而获得垄断租金使得供给者有能力进行研究与开发，也为其创新活动提供了强大的激励。由于地域、信息和产品差异，任何一个供给者总是会经常地、暂时地处于某种垄断地位，但随着新思想、新变革、新的需求和新的供应不断涌现，这种垄断地位并不稳固。人们在不断追逐垄断地位的过程中，不知不觉地推动了技术进步和经济增长。由于经济全球化（替代品增多和资源拥有者的多元化）以及技术进步，潜在的竞争对手越来越多，且随时可能进入，在这种可竞争市场中，垄断行为必然要受到潜在竞争的约束，垄断者必然会采取有效的经营管理活动。批评者认为，由于没有及时和明显的竞争压力，垄断者加强管理、提高效率、降低成本、进行产品和工艺创新的激励不可能像完全竞争那样强烈，因而存在管理松懈，长此以往，经济效率和经济增长速度将降低。

折中的结果体现在政府对知识产权的保护上，如果不给新发明、新药品和小说、剧本以垄断特权，则没有人会投入很大的固定成本进行产品创新。若让其长期垄断下去，则批评者的担心又会成为现实。因此，政府的专利保护一般维持在17~20年。

这一点有助于我们理解关于艾滋病治疗的争论。一种观点认为，治疗艾滋病的各种新药价格非常高，以至于像许多发展中国家（艾滋病的高发地区）的穷人无法及时得到这些特效药，因而许多人在谴责这些发明和销售艾滋病新药的制药公司获取不义之财的同时，认为应该给本国政府生产无专利仿制药以"生命高于一切"的道义支持。这些观点显然缺乏基本的经济逻辑。首先，人们之所以患艾滋病，并不是因为制药公司的"暴利"；其次，有这些药品肯定比没有这些药品要好；最后，如果没有专利保护确保这些企业得到丰厚的垄断租金，就不会有人愿花费巨额资金进行风险很高的新药研究与开发，从而根本就不会出现各种新药。集权的结果反而会阻碍更多、更好，也更便宜的艾滋病新药的出现，这反而违背了包括发展中国家艾滋病患者在内的所有艾滋病患者的利益，并不是真正的怜惜生命和人道主义。所以经济学家一般都认为，更加切合实际的解决办法，应该是这些国家的政府和慈善机构向穷人提供补贴和社会救助，使他们获得必要的治疗，而不是侵权。

对于由政府特权造成的行政垄断，经济学家则一致反对。因为行政进入壁垒根本就不可逾越，除非政府主动放弃。行政垄断企业不仅没有任何必要加强管理、降低成本、从事开发和创新，而且福利损失也不仅限于哈伯格三角。为了维持其行政垄断地位，既得利益者往往采取游说政府、影响法律制定或执行等非生产性活动（称为寻租）。极端情况下，寻租将耗尽垄断企业的垄断租金，经济净福利损失还必须加上塔洛克方块。研究表明，在某些行业（如机动运输、医生服务和石油），行政垄断造成的经济福利损失高达总产值的30%。因此，那些依靠政府在行业入口处设置障碍（如专营权、配额、关税保护等）而建立起来的垄断，与微软公司这样依靠消费者货币选票而建立的垄断相比，经济后果是迥然不同的。

二、医药业中的价格歧视

对垄断定价理论的一个直接检验是药品市场。专利法允许制药公司对其新发明的药品实施垄断。制药公司依据逆弹性法则制订的价格（专利价格）高于边际成本（药品生产的边际成本基本保持不变），垄断产量较低，公司获得垄断租金。过了专利保护期以后，巨额利润吸引大量其他制药公司进入该市场，生产所谓的通用名药品（无品牌药品），其化学成分与商标名药品（品牌药品）完全相同，疗效亦相当。这样一来，该药品市场基本上是完全竞争的，产量增加，价格下降，最后等于边际成本。对药品市场初期观察的经验与理论描述基本是一致的。

药品与其他产品的不同之处在于，它容易形成比较高的品牌忠诚度。人们往往认为品牌药品的疗效要高于无品牌药品。这就导致先前的垄断公司仍然拥有一定的市场优势，可以收取比竞争者略高一点的价格，并维持一定的垄断租金。当然，消费者为品牌药品支付较高的价格也许是值得的，因为药品疗效中可能包含有一定程度的安慰剂效应。但是，垄断带来的社会福利损失毕竟是事实。有一种被称为价格歧视的做法可以提高经济效益，但可能会损害消费者利益。如果垄断者能够对具有不同支付意愿的消费者进行区分，那么，就可以对他们进行区别价格。

一级价格歧视或完全价格歧视；对购买数量不同的人收取不同的价格，称为二级价格歧视或非线性定价，例如，两部收费或称为数量折扣；将成本考虑在内，对不同类型的消费者（如性别、年龄、职业、地域或国籍）收取不同的价格，称为三级价格歧视。实行价格歧视的前提条件是：生产者能够区分不同类型的消费者，并且不同购买价格的消费者之间不能通过套利建立二级市场。

垄断者一般来说无法得到消费者支付意愿的完整信息，因而现实中很少存在完全的价格歧视。一个例外是，在小镇长期工作的医生，可能了解每个病人的支付能力，从而索要不同的价格。这种价格歧视有利于低收入家庭，如果硬性规定只能收取统一价格（垄断者当然会选择垄断价格），则这名唯一的医生就不再愿意提供这么多的医疗服务。

医疗服务中比较常见的是三级价格歧视。例如，医院对医保病人与非医保病人收取不同的价格（诊断和治疗的购买是消费，不可能存在二级市场）。又如，香港的医院及医生收费，头等病房与普通病房不一样，前者的收费高出好几倍。这本身并不是价格歧视，因为头等病房的设施明显好于普通病房。但是，医生服务的收费与病房的类型挂钩，同样的疾病，医生收取的诊治费，头等病房的患者比普通病房的患者也要高出几倍，这就是三级价格歧视（医生诊治富有的病人可能比较用心，时间也可能要多几分钟。但医生是同一个，诊治费用的差别并不成比例）。这种三级价格歧视比较巧妙，它根据病房的类型，对不同支付意愿的患者进行了区分。

药品定价中实行三级歧视相对要难一些，因为很容易形成二级市场。例如，在医院大门口，经常可以看到公费医疗（医疗保险）病人将处方药转手倒卖的现象。但是，依据国籍或地域来细分市场，实现三级价格歧视，则非常普遍。

三、垄断管制与医疗费用增长

对垄断造成的经济福利损失，政府一般采取五种态度：以反垄断法促进竞争、管制、实行公有制、自己直接经营管理进行控制、无所作为。我们结合中国医疗费用的增长问题，对垄断价格管制中的困难及其经济后果进行讨论。

由于多渠道办医，20世纪80年代中期以来，我国卫生事业规模不断扩大。从20世纪80年代初到20世纪90年代末，医生数量年平均递增4.8%，护理人员递增6.4%，医院和卫生院床位递增3.5%，医疗技术和仪器设备也得到明显改善。随着各项投入的增加，中国卫生资源短缺的状况基本上已经不再存在了。理论上讲，医疗服务供给的生产可能性边界已经大大地向外扩展了，同时，随着城镇居民收入增加，医疗服务需求也相应增加（因为医疗服务是正常品），因此，城镇居民的医疗实际消费量增加。

但是，与费用增长一般模式不同的是，在医疗服务价格和总费用上涨的同时，我国城乡居民的实际医疗消费量却是逐年下降的。1985—1994年，全国门、急诊量下降了5.7%。其中，县及县以上医院的工作量基本持平，但其病床工作日则下降了16.6%，病床周转次数下降了13.3%。从20世纪90年代中期开始，城乡居民的实际医疗消费量进一步萎缩，门诊量和住院量双双下降，2001年全国门诊总量为20.87亿人次，与1992年25.7亿人次相比减少了4.83亿人次。20世纪80年代县及县以上医院病床使用率一直维持在80%以上，但进入20世纪90年代，则一路下滑，2001年下降到60%。

即使像一些人认为的那样，由于医疗服务自费比例上升，需求曲线左移，但只要供给曲线不向左移动，就不可能出现价格上升而需求量下降的情况。因此，唯一的可能就是医疗服务的供给曲线向左移动。是什么原因导致了理论上供给能力增加，而实际供给曲线向左移动呢？因为供给曲线就是边际成本曲线，所以，合理的解释是医疗服务成本上升。医护人员工资增加、药品和仪器设备价格上涨的确导致了医疗服务成本上升。但问题是，这种上升是医疗服务需求增加导致的，而不是外部冲击造成的。因此，如果医疗服务市场是竞争性的，医疗服务需求增加引发的投入品需求增加可能会（不是必然会）拉动整个行业的成本曲线向上移动，但行业总供给曲线无论如何仍然是右移的而不是左移的（边际成本曲线绝对不会高于原来的边际成本曲线），不会导致价格上升而消费量下降。因此，结论只能是假设竞争性市场对中国目前的医疗服务完全不适用。事实上，直到 2000 年，我国医院床位数，属于私营的仅占 10%，其余的 50% 为中央、省、市或县级政府所有，40%属于国有企业。如果承认公立医院几乎垄断了所有城镇医疗保险消费，上述"反常"现象，其实并不难理解。

下面结合图 4-1 来做具体分析。图中的需求曲线代表对某一种疾病（病种）的医疗服务需求，因为消费量应该由所有治疗和检查项目费用的总和决定。如果治疗感冒的费用动辄就是上百元甚至几百元，一些人就会选择"扛"着，或到药店买一些非处方药来治疗。这里只画了一条需求曲线，忽略了需求曲线的移动，但并不影响结论。

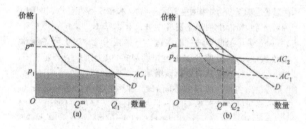

图 4-1　医疗费用增长与消费量下降

为了避免垄断的低效率，也为了体现医疗服务的福利性质，政府希望通过成本加成定价，将医疗服务的收费标准确定在足以弥补成本的最低水平。这就是管制理论与实践中的平均成本定价规则。平均成本通常还包括正常的资本收益（即资本投入到其他行业也能得到的收益），所以，平均成本定价规则又称为收益率管制。平均成本定价规则或收益率管制的问题是：由于可以得到确定的收益率，被管制者不仅不愿意降低成本，反而有扩大乃至虚报成本的激励。

医疗卫生领域"放权让利"改革以前，医院没有任何经营自主权，器械设备、人员工资、医院的大小事宜均由上级主管部门根据计划来确定。医院虽然没有降低成本的激励，但也没有夸大成本的必要。所以，AC_1 曲线基本上处于"真实的"位置，平均成本与需求曲线的交点决定了医疗服务的价格 A 和消费量 Q，总费用等于图 4-1(a) 中的阴影面积。

20 世纪 80 年代中期开始，卫生领域逐步进行了改革。一方面，经济环境的变化对医院的经营管理提出了新的要求；另一方面，国家财政投入不足，因而鼓励医院以多种方式搞活经营以弥补成本，这当然要依靠广大医护人员的积极性，因此，政府开始"放权让利"，医院有了相当大的自主权（包括员工的收入分配权及医院节余的投资决策权）。第一，现行的价格管制是针对药品、检查或治疗项目进行成本加成定价而制订的（一些项目收费标准往往经年不变，很多项目实际上可能是亏损的），现在医院在很多方面有了自主权，抬高药品进货价格（药价虚高），实行项目分解，增加不必要的治疗和检查（小病大治），在加成比例不变的情况下增加成本可以得到更多的收益。这些收益可以用于提高员工的福利和工作环境，或雇用更多的临时工，减轻在职人员的工作压力。同时，这也有利于缓解管理者与员工之间的冲突，降低管理工作的难度。第二，在政府监管不力的情况下，不仅以开拓市场、搞活经营为名，增加、夸大或乃至虚报管理成本，往往还会增加医院自有资本的投入，购买大型医疗设备，扩大医院的规模（与劳动投入相比，资本投入比例偏高，扭曲了投入组合比例），降低了内部资源配置效率。这样一来，平均成本曲线由 AC_1，变为 AC_2，医疗服务价格上涨，实际消费量减少，费用增加，如图 4-1(b) 所示。

总之，虽然改革前医院也是垄断的，但由于严格的计划经济手段，医院没有任何经营自主权，同时医护人员的劳务报酬与服务量基本无关。因此，医院没有通过增加每病种治疗项目和药品数量的办法来增加成本乃至虚报成本的激励，医疗服务的平均成本曲线处于比较真实的水平。改革以后，由于财政原因和市场化改革的取向，特别是受到国有企业"放权让利"改革的影响，对公立医院的投入逐年减少，导致卫生主管部门对公立医院事实上的放权。与国有企业一样，在医疗卫生领域也出现了"一放就乱"的后果。在打破过去统收统支的微观经营管理机制的同时，政府主管部门既缺乏合理的评价指标和相关的监管信息，又没有竞争市场的制约，因此，在加成定价而不是按照病种收费的价格管制政策下，导致了所有垄断企业在利润率管制下都必然会出现的成本虚高现象。增加每病种成本乃至虚报和夸大成本的结果，就是医疗服务价格上涨，实际消费量减少，总费用增加。

在医疗投入不断加大的条件下，实际消费量减少并不是由于生产能力限制。虽然这种技术上可以做到，但由于制度原因（如缺乏竞争、缺乏有效监督、管制政策不当）限制了医疗服务的供给，因此称之为医疗服务的"制度性供给不足"。

不可否认，公立医院的一些改革措施（实质上都是"放权让利"）取得了许多成效。医院靠着这种"名不正言不顺"的利益驱动搞活了经营。但针对"更好地满足人民群众卫生需要"的改革初衷而言，激励的方向可能是错误的。改革的一些不良后果，不仅削弱乃至抵消了改革的积极后果，也成为制约进一步改革的瓶颈。因此，对于公立医院来说，仅仅着眼于搞活微观经营远远不够。首先，公立医院是纳税人委托政府创办和经营管理的医院，选票竞争、法律构架、经济激励等一系列问题，都值得研究；其次，在公立医院之外，竞争性市场也很重要，真正能够反映卫生资源稀缺性的价格信号，可以作为政府监管公立医院的重要参照。

关于垄断以及为了改善垄断所造成的低收益的各种做法，经济学中的一个著名定理认为，竞争性企业将从既定资源存量中产生最大可能的收入。没有一个现实经济完全满足这个定理的条件，而且，所有现实经济都与理想经济有差距，这种差距称为"市场失灵"。但是，按笔者的观点，美国经济"市场失灵"的程度远远小于根植于现实政治制度中经济政策不完善性所引起的"政治失灵"。因此，一些经济学家认为，对待垄断，政府应该"无所作为"，那就是在每个行业的入口处标明"任何企业都可以经营"。历史表明，自然垄断很容易被技术创新摧毁，但政府制造的垄断，则根深蒂固，积重难返。因此，近年来，世界各国反垄断的重点均直接指向了行政垄断。

四、AJ 模型与公立医院的资本过度扩张

事实上，在公立医院之间缺乏真正的市场竞争，公立医院的补偿机制要依靠成本加成定价（收益率管制）这两个条件。经济学的 AJ 模型严格证明了，被管制对象必然或多或少地存在资本扩张和过度投资的激励。

在上述两个条件下，公立医院的决策问题是：

$$\max_{y,\ K,\ L} \pi = R(y) - rK - \omega L$$

$$\text{s.t.} \frac{R(y) - \omega L}{K} \leq s$$

$$y \leq f(K,\ L)$$

$$y,\ K,\ L \geq 0$$

其中，y 是医院的服务产出，$R(y) = p(y)y$ 是收益，$p(y)$ 是逆需求函数（这里的服务产出不是检查项目，而是诸如门急诊人次、住院人次这样的服务量，或者按照病种确定的诊疗人次，因此 p 不是按服务项目收费的价格，而是治疗某种疾病的全部价格），$p'(y) < 0$（需求定律）。L 是医护劳动的投入量，ω 是医护人员的工资率（包括工资和奖金），K 是医院的资本投入，r 代表资本成本，s 是政府的价格管制政策所确定的资本收益率（例如药品的加价比例等）。这里，我们假定 $s > r$，否则医院将亏损，不可能有投资。$f(K,\ L)$ 是医疗服务的生产函数，它满足 $f(0,\ 0) = 0$，$f_K > 0$ 和 $f_L > 0$（边际收益大于零），$f_{KK} < 0$ 和 $f_{LL} < 0$（边际收益递减）。

首先，注意到，垄断的公立医院不可能将医疗服务的产出量定在需求价格弹性 $|\omega| < 1$ 的范围，故 $R'(y) = p(y)\left(1 - \frac{1}{|\omega|}\right) > 0$。其次，只考虑内点解，则上述医院决策问题可以标准化为：

$$\max_{y,\ K,\ L} \pi = R(y) - rK - \omega L$$

$$\text{s.t.} R(y) - sK - \omega L \leq 0$$

$$y - f(K,\ L) \leq 0$$

该问题 $K-T$ 条件的一阶条件是：

$$R' = \lambda R' + \mu, \quad -r = -\lambda s - \mu f_K, \quad -\omega = -\lambda\omega - \mu f_L$$

互补松弛条件是：

$$\lambda \geq 0, \, R(y) - sK - \omega L \leq 0, \, \lambda[R(y) - sK - \omega L] = 0$$

$$\mu \geq 0, \, y - f(K, \, L) \leq 0, \, \mu[y - f(K, \, L)] = 0$$

首先，若 $\mu=0$，则 $\lambda=1$，从而 $r=s$ 与 $s>r$ 矛盾。因此有 $\mu>0$ 和 $0\leq\lambda<1$。另一方面，如果 $\lambda=0$，则有 $R'f_K=r$（资本的边际收益等于资本成本），$R'f_L=\omega$（劳动的边际收益等于工资率），这与没有收益率管制的情形完全一样，管制并不会对公立医院的要素配置效率带来任何扭曲。事实上，如果 $\lambda=0$，意味着管制政策是多余的。这个道理，与政府在一般的价格管制中，将价格上限制定在高于市场均衡价格水平之上一样，是没有任何约束力的。因此，我们只需讨论 $0<\lambda<1$ 这种情形，即收益率管制政策的确有现实约束力这种情形。此时，有：

$$(1-\lambda)R' = \mu, \quad r - \lambda s = \mu f_K, \quad \omega - \lambda\omega = \mu f_L$$

$$R(y) - sK - \omega L = 0, \quad y - f(K, \, L) = 0$$

从而：

$$R'f_L = \omega, \quad R'f_K = r + \frac{\lambda(r-s)}{1-\lambda} < r, \quad \frac{f_K}{f_L} < \frac{r}{\omega}$$

这就说明，在资本收益率管制政策的确有效的情况下，有投资决策权的垄断性公立医院在医护劳动投入要素上是有效的（劳动的边际收益等于劳动的边际成本即工资率），而在资本投入上，是无效的（资本的边际收益小于资本的边际成本即资本成本）。注意到 $f_{KK}<0$ 和 $f_{LL}<0$，因此，相对于医护劳动要素投入来说，医院的资本投入过多了，投入要素的配置效率下降。另一方面，$R(y) - sK - \omega L=0$，两边再对 s 求导，便可以得到

$$(R'f_K - s)\frac{dK}{ds} + (R'f_L - \omega)\frac{dL}{ds} = K,$$

再由 $R'f_L = \omega$ 和 $R'f_K = r + \dfrac{\lambda(r-s)}{1-\lambda}$，即可得到：$\dfrac{dK}{ds} = \dfrac{(1-\lambda)\,K}{r-s} < 0$。

上述结论的含义是：价格管制（收益率管制）越严（s 越小），公立医院资本投入将越多，医院内部资源配置扭曲越大，投入要素配置效率越低。显然，资本过度扩张的一个主要表现就是大型医疗仪器设备的过度配置。

第五节　促进公平的政策分析

价格机制导致的帕累托最优与公平无关，有效的卫生资源配置，不一定符合人们对公平的理解与期待。即便将保险市场考虑在内，价格机制仍然不能保证"人人都能获得最低水平的治疗"或"相同需要的人能够得到相同的治疗"，也不能保证"医疗服务可及性的均等化"（即私人花费的均等化）。例如，与穷人相比，富人可以购买更多更好的治疗；由于保险市场的不完善，身体强健者可以买到更便宜的保险，一旦生病就可以得到更多的治疗；即使竞争的力量可以实现相同的治疗收费相同，也不能保证人人都能以相同的成本获得同样的治疗，因为人们请假看病所损失的收入可能不一样，看病所花的费用也可能不一样（很多地方缺医少药，投资者不愿去办医院，医生也不愿去工作）。

因此，为了尽可能实现公平，必然要通过价格机制之外的手段对穷人或因病致贫的人们给予必要的帮助。除了民间的慈善机构以外，政府依靠公权力，通过财政税收，对需要的人进行补贴是最常见的一种促进公平的方式。另一种方式是直接干预市场的运作，例如，对医疗服务的价格进行管制。

一、税收

最容易想到的办法是，通过政府税收去补贴和帮助穷人，让他们买得起医疗服务和医疗保险。也就是说，改变市场竞争的起始点，然后再让价格机制发挥作用，这样既能实现一定程度的医疗公平，又不影响经济效率。理论上，福利经济学第二定理证明，在完全竞争市场中，任何（符合某种公平目标的）帕累托最优资源配置都可以通过价格机制来实现，只要政府征收某种适当的一次总付的税收，并同时实现一次总付的补贴或称为转移支付。该定理也称为分离定理，因为它表明，效率与公平可以分开来解决，互不干涉。其背后的原理可以用"领跑理论"来解释：调整参赛者的起跑线，让速度慢的人领跑，既不会影响参赛者的行为，又能实现想要的任何结果（名次）。

但是，福利经济学第二定理的难点在于：人们必须在一个人出生之前，就确切地知道他将来一定会赚大钱，成为一个富人，刚一出生就对他征税，才能不改变他的行为，不影响经济效率。例如，假定比尔·盖茨一生下来就欠政府100亿美元，那么，他还是会努力经营微软。反之，如果比尔·盖茨知道他赚得越多，交给政府的也越多，他可能就不会那么辛苦地经营微软，没有必要去赚那么多的钱，从而就没有"微软"。因此，不改变相对价格、不扭曲价格信号，从而不降低资源配置效率的可操作的税收制度，必须与收入无关。例如，定额税，或者按种族、性别、年龄或姓氏收税。显然，这些税制与促进公平的目标是背道而驰的。真正实际可行的税收制度（如销售税、所得税、公司税），或多或少都会造成行为扭曲，降低资源配置的效率。

二、补贴

补贴也会降低经济效率。补贴一般有两种方式：现金转移支付和实物转移支付。医疗实物转移支付可以采取两种方式：①当有需要时政府用税收替病人买单。例如，美国对穷人的医疗救助。②政府直接用税收补贴医疗生产，向居民免费提供医疗服务。例如，英国、加拿大的国民健保体系，以及美国对65岁以上的老年人的医疗照顾。出于健康和医疗公平的目的，医疗补贴一般都采用实物转移支付的形式，因为拿到现金补贴的人不一定将钱用于医疗，而是可能用于食物（过多的脂肪）、抽烟、酗酒，这些东西反而有害健康。

第一，免费医疗导致过度消费，总费用过快增长，而如果政府无力扩大供给，去满足这种过度的需求，又不可避免地导致供不应求和排队配给。很显然排队浪费了大量的人力资源。

第二，对服务提供者的补贴方式不同，激励效果也不一样。例如，如果医院是根据其提供的服务量获得政府补偿，就会出现"过度治疗"。又如，在英国的国家医疗服务体系中，全科医生是根据登记人数而不是根据其实际提供的治疗服务得到报酬，因此，他们就有强烈的动机去增加登记治疗的人数，而尽量减少每个病人的治疗时间。

税收和补贴不仅干扰了市场价格信号引导资源配置的过程，而且，作为公共财政的一部分，用于医疗的税收和补贴是一种高度政治化的运作过程，与价格机制相比，政治过程一般很难在个人偏好与政府支出之间建立紧密的联系。科斯、弗里德曼和张五常都反复强调过，要知道一个人对某种物品或劳务的真实评价，必须让他拿出真金白银，逼他用自己的钱出价。面对医疗税收和补贴造成的低效率和费用增长问题，政府往往不得不对医疗公共支出的总量进行严格控制。

三、医疗价格上限

政府有时会规定价格上限，物品或劳务价格超过政府认定的某一特定水平被视为是违法的。医疗服务价格管制在世界各国都或多或少地存在，初衷当然是希望促进公平，确保低收入家庭也能够享受到基本的医疗保健服务。但经济分析却表明，价格管制既不能实现公平，同时还极大地损害了经济效率。

明显的例子是，公共政策通常规定，人体器官的价格为零，禁止人体器官交易市场的存在。2001年4月12日，波士顿日报刊载了一个真人实事：儿子急需换肾，但他母亲的肾并不适合儿子。医院提出，"如果她愿意将自己的肾捐献给另一位急需换肾的人，她的儿子便可以排到换肾队伍的最前面"。结果，两个急需换肾的人很快都得到了各自所需要的肾。整个事件显得非常自然，也没有违反美国政府的规定。但是，以经济学家的眼光看事实上这就是市场交易，只不过交易过程没有使用通常的交易媒介（美元），没有现金转手，而是最原始的以物易物。

这个案例提出了三个问题：①排队配置资源，成本是什么？②禁止人体器官交易的理由之一是，市场只会将器官分配给那些有钱人（即使他们并不急需），从而损害了穷人的利益。这种观点正确吗？③人生来就有两个肾脏，而通常只需要一个，如果允许价格上升，是否有可能增加供给量，挽救更多的生命？毕竟，低价格比高价格能凭空制造更多肾脏的机会要小得多。

一个社会可以选择不将商品提供给那些愿意并有能力支付最高价格的人，而是将它们提供给那些愿意排队等待的人，这种制度称为排队配给。最有能力支付的富人能享受更多更好的医疗保健服务似乎有违公正，许多国家因此而为其国民提供免费或几乎免费的医疗服务。

政府提供免费医疗，消费者实际支付的价格可能只是一点路费和少量的挂号费。因此，实际服务价格就远低于均衡价格，导致服务数量的短缺（或质量下降）。供不应求，短缺的医疗资源如何分配，总得有一个解决的办法。常见的办法就是排队。英国和加拿大的国民医疗保健体系就是排队配给的典型实例。在伦敦的一些医院中，人们通常花费 12 个小时等待医生的治疗。在加拿大，眼科专家治疗的平均等待时间是 22.3 周，心血管科是 17.9 周，泌尿科是 12.6 周，普外科是 9.2 周，最短的内科也要 6.4 周，所以，加拿大的富人们经常乘飞机到美国自费看病。在美国，中心城市医院的急诊室也向低收入家庭提供免费医疗服务，所以这里经常挤满了做常规检查的"病号"。

排队配置资源的办法，有很多问题存在。

第一，无论是谁，排队都有（机会）成本，那就是用于排队等待而白白耗费的时间，这些时间本来可以用于生产。

第二，排队配给可能造成新的不公平。医生可能对候诊名单中"有意思"的病例更感兴趣，而延缓治疗那些"没有意思"的病例，尽管前者不一定需要及时治疗。与高报酬的人相比，有些低收入者因为从事体力劳动和低报酬的工作，他们带薪病假的时间比较短，常常不能请假去看医生。事实上，在价格管制下，他们得到的医疗服务在逐渐减少。也有一些低收入者的时间价值可能比较低，他们"等得起"，因而得到了更多的不成比例的医疗服务。在中国，屡有科研人员因为忽视健康而英年早逝的报道，这未必是他们吝惜金钱，而是因为排队的时间成本太高了，如果价格再高一些，也许他们反而会更加关注健康。

第三，价格被管制在市价之下，对短缺医疗服务的追逐，除了排队轮购，通常还会引发货币价格之外的竞争活动。例如，论资排辈、黑市交易（如专家门诊中的"号"或"排队位子"的黑市交易）、走后门，等等。这些活动也是要付出代价的，只不过这些代价（利益）不一定直接或全部支付给医院或医生。

第四，如果允许医院或医生提高价格，供给量就可以增加，医患双方的收益（价值）都可以增大。付更多的钱代替排队，医院就可以将这些医疗收入用于雇用或培养更多更好的医生，增加供给，而那些不愿意或无能力付钱的人，将来要排的队伍也就可能缩短，非生产性活动也将因此而减少。

上面的分析适用于任何形式的价格上限管制。经济理论和实践经验都告诉我们，许多动机良好直接干预供求规律的举措所造成的低效率现象比比皆是，有时甚至出现南辕北辙的经济效应。因此，很少有经济学家支持政府的价格管制政策。萨缪尔森在其《经济学》（16版）中写道："历史表明，随着时间的推移，价格管制会被合法或非法地规避，无论价格管制最初对消费者如何有利，最终都会被效率损失所抵消。特别是当管制物品有很多替代品时，价格管制既会带来昂贵的成本，又难以管理实施。"市场经济国家的历史发展到今天，价格管制唯一重要的应用领域就只剩下医疗保健行业了，并且，由于各种其他原因，对医生和医院收费的限制反而日益严格。

我们还注意到，20世纪以前，在医疗保健领域，纯粹市场的办法曾经是大多数国家包括中国的传统做法，而价格管制则是有现代国家以后的事情。当然，这并不是说政府应该无所作为，而是说，政府旨在帮助穷人、促进公平的任何做法，需要更多地考虑到个体和市场的反应（"上有政策，下有对策"），要善用价格机制，注意疏导而不是封堵。

以上内容并未深入讨论卫生经济中的所有问题，但有关的分析与论述，还是可以总结为以下几点。

第一，资源稀缺，资源利用存在机会成本。一个社会应该将多少资源配置于医疗卫生领域，消费者应该在自身的健康上花费多少，以及购买什么样的医疗保健服务？如何以最低的成本来生产这些服务？迅速增长的保健开支、不必要的检查、昂贵的设备、医疗服务以及药品销售中的行政垄断比比皆是。那么，如何进一步改进供给效率？在这些问题中，价格机制和市场竞争可以发挥关键性的作用。随着我国加入世界贸易组织，法律文件中关于医药卫生行业承诺的逐步兑现，这种作用的效果将会越来越明显。对消费者保护的担心导致的种种管制政策事实上反而阻碍和削弱了竞争，并最终损害了消费者利益。

第二，市场可以提供一些公共品，但政府的作用更大。政府在卫生领域的工作重心应该更多地集中于公共卫生，尤其是广大农村地区，而不一定是向提供私人医疗的所有城市公立医院注入更多的财政补贴。预防保健等公共卫生的投资回报率要明显高于纠正性治疗的投资回报率。公共卫生状况不仅仅是健康问题，它也关系到一个城市、一个地区乃至一个国家在吸引资金和人才方面的竞争力。

第三，不对称信息是导致市场失灵最重要的因素，政府有时可以依靠其"权威性"和"政府信誉"发挥独特的作用。但是，这个问题仍然相当复杂：政府是否一定能够获得比私人更多的信息呢？政府只是一个抽象的行政组织，采取行动的仍然是具体的个人，公共选择理论证明，政府也会失灵。无论如何，发掘私人信息总是有成本的。因此，不仅需要确保信息的广泛传播，更重要的是，必须给病人使用这类信息的机会，以及为确保病人愿意关注这类信息提供必要的激励。

第四，效率与公平的冲突是经济学永恒的话题。卫生服务的效率与公平性、可及性的关系同样如此。没有免费的公平，覆盖面越来越大的"基本医疗"、过度滥用的统筹账户最终要靠分摊在每一个公民身上的税收来筹集资金，而越来越高的税率将降低诚实劳动、努力进取的激励。什么是"基本医疗"，最终可能还是由市场决定："融得起资，付得起款"的医疗服务就是基本医疗，而这又有赖于效率的提高和经济的持续增长。

综上所述，理想的医疗服务体制应该具有三个特征：给病人提供选择的机会，让他们承担责任，同时又不能给他们加以无法承受的费用负担。也就是说，将责任和选择权最大限度地交给病人，花他们自己的钱，从而激励他们积极获取相关信息，做出符合自身利益又节省费用的选择，但同时又必须将最沉重的负担留给政府和保险公司，确保没有人会面临巨额医疗费，而穷人也有足够的钱来购买医疗服务。

第五章　卫生投资的伦理分析

投资是一种资源的投放，这种资源投放要有回报，这种回报就是效益。效益包括经济效益和社会效益。卫生事业的福利性和公益性决定了卫生投资必须把社会效益放在首位，卫生服务市场的形成又决定了卫生机构不能忽视经济效益。卫生投资的伦理取向，对卫生投资的效益有直接的影响。

第一节　卫生投资分析

一、卫生投资的内涵

卫生投资是指消耗一定的经济资源，以取得防病治病、提高健康水平的行为。人们希望身体健康，但常会因环境、社会、心理等原因而感染疾病，需要通过治疗和康复，重新恢复身心的健康。这就要耗费一定的经济资源。即使没有生病，为了防御疾病的发生，也要耗费一定的卫生资源。这种耗费是有回报的，具体体现为恢复和发展了人们的健康水平。回报和耗费的对比构成效益关系。耗费不变，健康水平提高较快，或健康水平一定而减少了耗费，都是提高了投资效益。提高卫生投资效益，就是以尽可能少的耗费去取得尽可能多的健康效果。

二、卫生投资的内容

卫生投资的渠道很多，国家投资兴办卫生机构，是卫生投资，居民求医治病，也是卫生投资。卫生投资的内容可以归结为三大类。

（一）卫生人力资源

卫生人力资源是以卫生服务劳动者的数量和质量来表示的资源，主要体现在卫生技术人员方面，如医师、技师、药剂师和护士等，同时还包括卫生行政管理人员。卫生行业兼有知识密集型和劳动密集型的特点，需要有数量充足、业务水平高、具有良好医德的卫生技术队伍。在我国卫生技术队伍中，有相当大的一部分人不具备政府所规定的学历。在农村的许多卫生院，主要的骨干医生不具备大学学历；在县医院，有正规大学学历的医师也十分有限。由于我国人事制度的缺陷所形成的复杂的关系网，许多不具备条件的人员通过各种方式和渠道进入卫生系统，结果是正规的医科大学生分配不下去，不符合条件的人员又裁不了，严重影响了卫生队伍的素质。国家应通过人事制度的改革、发展医学教育、健全卫生人员培训制度等措施，使卫生队伍数量足、质量高、结构优化。

（二）卫生物力资源

卫生物力资源主要体现在卫生机构的基本建设、技术设备、药品和卫生材料等方面。物力资源是发展卫生事业，提供卫生服务的物质基础。改革开放以来，我国物质资源的投入增长较快，形成了较为强大的卫生服务供给能力。但值得注意的是，在卫生服务生产中，劳动力和劳动手段（设备）的替代可能性很小，医疗设备的更新换代，不可避免地会引起医疗费用的上升。

众所周知，在一般的商品生产中，设备性能越好，单位时间生产的产品越多，单位商品的价格就越低。但卫生服务生产中的人力比例很高，增加技术设备的同时必须增加人员，如引进 CT 的同时，必须培养操作 CT 的专业人员，相应的医生、护士只能增不能减，再加上新的医疗设备大都是价格昂贵，增加医疗设备大多会引起医疗费用急剧上升。因此，卫生物力投资把握适度至关重要。

（三）卫生财力资源

卫生财力资源是以货币形式表现的卫生投资，主要表现为人均卫生费用、卫生费用占国内生产总值、卫生费用占财政支出总额比重等一系列指标体系。卫生财力资源最终是要转化为人力资源和物力资源，如果财力资源不足，发展医学教育、培训卫技人员、卫生机构的基本建设、设备的更新换代统统会受到限制。因此，财力资源是卫生事业发展的重要保证。

第二节　我国卫生投资的现状

改革开放以后，我国的卫生投资随着经济的发展而不断地发展，不仅国家和集体组织对卫生事业的投资逐年上升，而且，由于人民生活水平的提高和消费构成的变化，个人用于卫生保健的支出也逐年增长。但从整体来看，我国卫生投资方面也存在不少问题。

一、总体水平低

2007年国家卫生健康委员会卫生经济研究所在中国卫生总费用研究报告中提供的数据显示，无论横比还是纵比，我国卫生投入都呈现出总体水平较低的倾向。

从横向比较来看，中国的卫生投入水平不容乐观。以2004年为例，中国卫生总费用占国内生产总值的比例为4.75%，而当年经济合作与发展组织（OECD）国家卫生总费用占国内生产总值百分比明显高于中国，其中美国为15.2%，瑞士为11.5%，法国为11.0%，德国为10.6%，葡萄牙为10.0%，加拿大为9.8%，挪威为9.7%，英国为8.1%，日本为8.0%。中国卫生资源投入水平明显低于经济合作与发展组织中国家的投入水平。同其他国家相比，中国卫生投入也处于中下水平。当年巴西卫生总费用占国内生产总值百分比为8.8%，南非为8.6%，俄罗斯为6.0%，印度为5.0%。与其他国家相比，中国卫生投入只接近中等水平，当年发展中国家的这一比值分别是：阿根廷为9.6%，古巴为6.3%，埃及为6.1%，朝鲜为3.5%。

从纵向比较来看，中国卫生筹资水平不断提高，但增长速度却有下降的趋势，增长幅度常低于国内生产总值增长速度。总之，中国卫生投资的水平，离世界卫生组织提出的5%的目标，还有一定的差距。

二、结构不经济

结构不经济是指投资结构的不合理，导致卫生资源利用率低下，造成资源浪费。从目前来看，我国卫生投资结构不经济有多方面的表现。

（一）倒三角的卫生机构布局

倒三角的卫生机构布局是指高层次（三级）卫生机构多于中间层次（二级）的卫生机构，中间层次的卫生机构又多于基层（一级）卫生机构的布局状态。有关资料显示：2000—2009年，我国综合医院增加了1 492个，床位数增加了63万张。而同时期，乡镇卫生院的数量却逐年减少，10年间减少了10 754个。在这些新增的医院中，又以新建和扩建大医院最为明显。少于500张床位的医院增长了27.7%，500~799张床位的医院增长了52.5%，800张以上床位的医院增长了94.6%。

卫生服务的有效性取决于供给与需求的一致性，而卫生服务的需求是呈正三角形分布的。因为在正常的环境下，健康人群总是占大多数，常见病多发病患者则占相当的比例，疑难重症者毕竟是少数。健康人群需要基层卫生机构提供预防保健的卫生服务，小伤小病的患者就近求医能节省费用和时间，疑难重症者需要高层次的专科治疗。卫生机构的倒三角分布与卫生需求的正三角分布相对立，造成的结果是三级卫生机构与基层卫生机构"争饭吃"，基层卫生机构要靠"卖诊室"度日；消费者小病大治；预防不力、卫生费用上升，企业和国家都有压力。

（二）城乡卫生投资比例失调

我国是一个农村人口占绝大多数的国家，农村卫生是全国卫生工作的重点。但从 20 世纪 80 年代开始，农村卫生制度与经济制度一起经历了剧烈的市场化改革。经济市场化在促进了农村社会整体经济效率提高的同时，由于公共健康领域缺少公共支持也转向市场，其结果是城乡卫生资源不均衡，健康投入差距增大，国家和地方的投入偏重于城市，卫生机构、人员、设备多集中于城市，农民的卫生保健不能就近得到保障，从而增大了农村居民特别是贫困群体的健康风险。

我国对卫生经费的补贴多采用按床位、人头方式进行，这一方面刺激了卫生机构、人员、床位的扩张和膨胀；另一方面又促使卫生资源更多地流向城市医院。而且，现在常规用的卫生经费占财政支出比例的指标也会扩大城乡卫生经费的差距。如有的较发达地区和城市，卫生经费虽仅占财政支出的 3%~4%，其绝对值已有数千万元乃至数亿元，人均投入近百元或超过百元；有的贫困地区，虽然卫生经费已占财政支出的 8% 以上，实际人均投入仅数元或数十元。有关资料显示，城市人口仅占 20%，但 80% 的卫生资源在城市，近 80% 的城市卫生资源又在大医院。2008 年占全国人口 15% 的城镇职工消耗到了近 75% 的社会医疗保险基金，而 8 亿农民的社会医疗保险基金总支出只有城镇职工医保的 1/3。农村每千人口拥有的病床不到 1 张，而城市每千人口拥有的病床为 3.5 张，致使城市卫生资源相对过剩，而占全国人口 70% 的农村人口则缺医少药。农村每千人只拥有 1 名卫生技术人员，城市则在 5 名以上，全国 60%~70% 的专家都集中在直辖市及省会城市的三级医院。

以广州市为例，近年以来，广州地区农村村级卫生机构与卫生人员数一直呈递减的趋势，2004—2007 年，村级机构数减少了 99 个，卫生技术人员数减少了 46 人；而同期市卫生机构数增加了 100 个，市卫生技术人员数增加了 16 818 人。这将进一步加剧城乡卫生资源分配的不公平，严重损害公共健康。同时，广州地区城乡卫生投入差距拉大的状况已越来越严重。广州城乡居民人均总支出与医疗保健支出的比较资料显示，农村居民的总支出和医疗保健支出都远远低于城市居民，而且还有下降的趋势。2005 年，农村居民医疗保健支出占城镇居民医疗保健支出的 40.23%，但到 2008 年，这一比例已下降到 25.51%。

（三）防治结构上重治轻防

在卫生领域，最有经济效率的卫生服务是传染病预防和慢性病预防。传染病由病原体通过一定传播途径在社会群体中相互传染而引起疾病，一旦传染病流行，不仅要耗费大量的卫生资源，还会给社会带来灾难性的后果。慢性病具有治疗有效性差、治愈率低、费用高、易复发等特点，如果不能有效地降低慢性病的发病率和患病率，就会有大量的卫生资源耗费在治疗费用昂贵，但治疗效果十分有限的疾病上。

然而，我国卫生事业费支出结构具有"重治疗、轻预防"的倾向，用于医院经费所占比重偏高，防疫站、妇幼保健站、药品检验机构经费支出比重则偏低。据测算，我国省、市卫生事业费分配结构大致是医院经费占 30%~35%，卫生院补助费占 20%~25%，防治防疫补助费占 14%~17%，妇幼保健事业费占 3.5%~4.5%，合作医疗补助费占 0.5%。而西方发达国家用于卫生预防领域的比例高达 40%~60%。

世界银行曾耗资几千万美元，聘请了国际上一流的专家，对中国的卫生问题做出研究，并发表了题为《中国：卫生模式转变中的长远问题与对策》的报告。该报告针对中国尚缺乏与卫生模式转变相对应的策略，慢性病、意外伤害、肿瘤、糖尿病正日益严重危害人群健康的情况，对中国卫生费用的发展趋势进行预测。该报告指出，中国因人口老龄化和疾病流行模式因素而产生的实际人均卫生费用，其年增长率将比人均国内生产总值年增长率高 2%。如果照此下去，卫生费用占国内生产总值的比重将高到不可想象的水平，到 2030 年将高达 25%。但如果开展慢性病的预防，改变人们的生活行为方式，加上合理利用和提高效率，则会降低卫生费用的增长速度，到 2030 年卫生费用将只占国内生产总值的 10%~13%。

根据世界银行的预算，我国研究人员的研究结果表明：积极开展慢性病预防，到 2030 年，慢性病卫生费用将由 148 947 亿元降至 80 584 亿元；卫生总费用将由 183 587 亿元降至 115 224 亿元；慢性病卫生费用占卫生总费用的比例将由 81.13% 降至 69.93%；从 2000 年到 2030 年的 30 年间，全国城市地区慢性病卫生费用总共可节省 560 564.67 亿元，

长期以来，我们也一直在呼吁预防为主，但事实却不容乐观。《2007 年中国卫生总费用研究报告》的资料显示，作为提供公共卫生职能的专业疾病控制机构，其财政拨款占机构总收入的比重仍然较低，2006 年仅为 50.91%。2006 年我国公共卫生总投入只有 175 亿元（同年政府卫生支出为 1 779 亿元），人均公共卫生投入东部地区为 15.69 元，中部地区为 11.32 元，西部地区为 13.15 元，不仅国家投资明显偏重于医疗，连社会捐赠也没把防疫放在重要的位置上。这种情况如果不能及时扭转，其后果将是极其严重的。

2005 年 11 月 11 日新华网《新华视点》栏目报道了一则题为"'瘟神'血吸虫病为何卷土重来？"的新闻，引起社会的广泛关注，各大媒体纷纷报道。

在据 1905 年湖南省常德市广德医院美籍医生罗根（Logan）在英文版《中华医学杂志》上发表我国首例血吸虫病例报告 100 周年，曾经一度宣布被消灭的血吸虫病在一些地方卷土重来。

20 世纪 50 年代，我国血吸虫病防治工作取得了巨大成绩，全国 400 多个历史流行县（市、区）一半以上消灭了血吸虫病，疫情一度得到有效控制。近 10 年来，形势出现反复，部分地区再现疫情。目前全国受血吸虫病威胁人口达 6 500 万人，血吸虫病人 80 多万。其中湖北省 23 个按传播阻断标准已经消灭血吸虫病的县、市、区中，疫情出现回升的有 9 个，回升率达 39.13%。目前全省血吸虫病人为 30 万，近千万人没有摆脱血吸虫病威胁。

近年来各地实施了"以机代牛""改水改厕""改沼"等血防工程，却因为经费的问题，得不到人们的支持和配合，未能起到有效控制源头作用。湖北阳新县血防办主任柯勋寅说，按照规定，县里对农户购买一台农机一般补助 1 000 元，农户认为补助标准太低，普遍不愿接受，"以机代牛"推广困难。这一报道，足以让我们了解防疫投资不足对人们日常生活的影响。

（四）医药结构不合理

医药结构不合理主要表现为药品过度消费。由于医疗机构补偿机制的缺陷，药品差价是医疗机构的主要业务收入。在市场经济的大环境中，医疗机构普遍实行综合目标管理责任制，在具体操作中，往往把业务收入指标分解到各科室、病区，加剧了开大处方，用贵药、进口药等行为。近几年，一些药品推销商为了获取高额利润，直接与临床医生挂钩，按处方中使用某些药品的数量，给医生提取一定的报酬，更增加了医生的不合理用药行为。原有的公费医疗和劳保医疗制度对供需方都约束不力，又会进一步加剧不合理用药的行为。从目前发达国家的医药结构来看，药品消费占医药总消费的比例可以降到10%以下，最高也不会超过20%。而我国的药品消费占医药总消费的比例长期在60%以上，近几年，经多方呼吁和多方制约，并由政府出面动用了强制性的行政手段，其比例也只是降到50%。卫生投资大量用于药品耗费，已成为我国卫生投资结构不经济的主要表现。

卫生投资结构不经济的行为，会掩盖和歪曲卫生投资不足的问题，使投资不足与资源浪费同时并存，进一步破坏卫生环境。

事实上，近些年来，在许多地区，特别是在城市，卫生资源利用不足，效率低下，造成闲置浪费的情况已很明显。这可从医生日负担的诊疗人数和住院人数逐年减少，病床使用率逐年下降得以证实。

根据《中国卫生统计年鉴》发布的1988—2005年医院社会及经济效益情况的报告显示，平均每名医生（按实际工作日计算）负担的诊疗人数和住院床日有减少的迹象。

第三节　卫生投资改革应坚持的伦理取向

卫生投资的不经济行为，使我们陷入了卫生投入不足，但卫生资源浪费严重的困境，要摆脱这种困境，必须调整卫生投资改革的伦理取向。

一、政府是卫生投资的主体

大多数的卫生服务产品，属于公共产品和准公共产品。公共产品（如流行病控制）的非竞争性和非排他性，使得市场机制对公共产品的供给难以发挥作用，会出现"市场失灵"。当人们无须付费就可以享受到公共产品的好处时，通常不会成为自愿付费者，也不会成为公共产品的生产者。同时，卫生产品除了给接受者带来收益外，还有着巨大的外部经济性，给社会带来福利。所以，一般认为，公共产品只能由政府来生产或提供。准公共产品（医疗服务）则是介于私人产品和公共产品之间的一类产品，既有私人产品的特点，又有公共产品的性质，一般由政府和市场共同生产或提供。但是，以政府提供为主，市场提供为辅助手段，或是以市场提供为主，政府起到填平补缺的作用。不同的选择会产生不同的结果。在其他条件（如内部管理）不变的条件下，卫生服务的公平性和可及性会随政府投资比例的上升而上升，会随市场筹资比例的上升而下降。如将筹资的任务交由市场（如医疗机构自负盈亏）去完成，失灵的市场就会在筹得资金的同时，将卫生资源向有钱人倾斜，从而大大降低卫生服务的可及性和公平性。只有政府对卫生投资负主要责任时，才能确保有足够的资源用于贫困人口的卫生服务，实现对全体人口的广泛覆盖和改善公平的目标，社会成员才有可能不论其政治、社会、经济地位的高低，都获得基本的"生存权"。

二、坚持"以人为本"的价值取向

卫生投资必须考虑价值取向问题，卫生投资跟着卫生资源（如床位数）走的价值取向，不可能使有限的卫生投资发挥最大的效用。卫生投资应坚持以人为本的价值取向，要求卫生投资从实际出发，对具有相同卫生保健需要的人群提供相同的卫生服务，对所处状态不同的每一个个体则给予不同的处理。

从理论上讲，随着地方财政支出的增长，加大卫生投入是应该的也是必须的。受计划经济体制向市场经济体制转轨的影响，教育、文化、体育、失业保障、养老保障等领域都还需要政府的大力扶持，地方财政加大健康投入的力度还相当有限。但是，地方政府可以通过调整卫生投入的结构，让有限的卫生投入发挥最大的效益，以提高卫生投资的宏观效率。

（一）稳定城市卫生投入，是确保社会稳定的重要因素

稳定城市卫生投入，是指政府要保证城市的卫生投入水平不下降。由于历史和体制的原因，长期以来，城市居民是政府卫生投入的主要受益者。虽然，随着市场经济体制的建立，城市居民自我保障的意识已有所提高，储蓄额居高不下，各种商业医疗保险和养老保险业务发展迅速，是城市居民自我保健意识提高的实证，但是，政府是提供典型的公共产品（如预防免疫、妇幼保健、改水改厕等基本公共服务）的主体，只有政府对健康投入的水平不下降，才能使占总人口60%以上的城市居民有安全感。这是保证社会稳定的重要因素。2003年"非典"时期给人们带来的恐慌，从反面提供了稳定城市健康投入重要性的例证。

（二）加大农村卫生投入，是提高宏观投资效率的关键

长期以来，我国的城市健康投入大于农村健康投入，这既有政府行为又有经济原因。至今为止，广州地区的农村居民可支配收入还不到城市居民的50%，而且，城乡居民的这种收入的差距并不能在短期内解决。这就决定了个人对卫生健康投入的差距也不能在短期内解决。缩短城乡健康投入的差距主要靠政府。经济学的边际效用原理告诉我们，同等的资源投入量，投放在最需要这种资源（资源最稀缺）的地方效益最大。如果将健康投入看

作水，而政府只有一杯水，如将这杯水给了不缺水喝的城市居民，并不能给他们带来多少满足感；相反，如将这杯水给了沙漠中的缺水者，这杯水就会起到救命的作用，缺水者凭着这杯救命水就可以走出沙漠。相对于城市居民，农村居民就是沙漠中的缺水者。加大农村卫生投入，就是让水在缺水者身上发挥最大的效用，即提高健康投入的宏观效率。当然，卫生投入的效率还受卫生消费水平的制约，如果把卫生消费水平比喻为一只水桶，现在这只水桶是由长短不一的木板组成的。当政府千方百计收集了许多水，并源源不断地倒入水桶时，水却从短板处不断地溢出（如政府投放在农村卫生站的卫生资源，却因农民贫困不能就医而闲置），宏观投资效率就会因此而下降。这就要求政府改变投资策略，把收集水源的费用转用于修理水桶，将水桶的短板换成长板，以扩大水桶的容量。在此，水桶的短板就是农村居民卫生消费的能力（农村居民的人均总支出和医疗保健占总支出的比重都低于城市居民）。具体而言，就是要求政府适当调整投资对象，将扶持卫生服务的供方转为扶持卫生服务的需方。政府在加大农村健康投资时，要注重通过制度创新（如发展和完善新型农村合作医疗制度，完善防疫、保健系统等）提高农村居民的卫生消费能力，以确保健康投入的有效性，避免卫生资源的浪费。总之，政府越是感到财力有限，就越应该将有限的财力投入农村地区，并注意寻找恰当的投放点，才能以最有限的投入，取得最大的效益，有效提高卫生资源投入的宏观效率。

三、坚持效益合理性原则

效益合理性原则是指最有效、最合理地利用卫生资源，同时减少或杜绝浪费的原则。这是卫生投资的经济要求，也是卫生投资的道德要求。我国现有的卫生投资存在着总量不足、结构不经济的问题，但根本问题在于结构不经济。如果结构问题不解决，即使投资总量增加，也无法取得预期的效果。反之，如果由于经济发展的制约，暂时不能增加卫生投资总量，但只要合理调整投资结构，使各种生产要素发挥最大的效能，投资效益也会有所提高。因此，我们应力争从增加投资和调整结构两方面加大投资改革的力度，使我国的卫生投资更加有序、有力、有效。卫生投资没有绝对统一的标准，也不可能有绝对统一的标准，但在实践中，坚持效益合理性原则应做到以下几个方面。

（一）实现规模经济

规模是指生产要素的聚集程度。规模经济，就是通过选取合适的生产要素聚集程度，以使生产系统有效运转并取得最佳效益。卫生投资要坚持规模经济的原则，就是要求卫生投资必须注重引导卫生系统的各生产要素达到合理聚集的程度，以充分发挥各生产要素的效用，达到整体效益最大。

规模问题，实质上就是效率问题。在一定范围内，生产规模越大，产品的单位成本越低，产品的竞争力就越强。但是，生产规模并不是越大越好，这在卫生部门表现尤其突出。

一般来说，规模大可以提高生产的技术效率，但卫生服务的范围是有限的，这种有限性制约了资源的利用率，会使理论上的规模经济变为现实上的规模不经济。比如，某医院拥有高素质的医生和高级仪器设备，卫生服务生产要达到一定规模才能充分利用人力资源和设备资源。每天收治和使用高级仪器检查的病人越多，资源的技术效率就越高。但是，该地区发病的人口是有限的，病人的不足会使人力、物力资源闲置而效率低下。如果利用医生的地位，诱导非必需的卫生服务，使人力、物力达到满负荷运作，就等于耗费大量不必要的资源，造成卫生资源更严重的浪费。因此，卫生投资应该在核准卫生服务的需求，考虑到卫生机构的位置、功能、服务项目、教学任务等情况的基础上，采取有效的措施，引导卫生系统的生产活动符合规模经济的要求。

（二）坚持布局经济

布局是指生产要素或产品所处的地理位置。布局经济，就是通过为生产要素或产品选取恰当的地理位置，以使生产系统有效运作并取得最佳效益。卫生投资要坚持布局经济的原则，就是要求卫生投资必须注重引导卫生服务的生产，既要接近生产要素市场，又要接近产品的销售市场。从而达到耗费最少，效果最大。

卫生领域的布局经济有其自身的特点，主体表现为可及性和层次分布合理性。

卫生服务的可及性是指卫生服务的消费者（特别是危重病人）在需要卫生服务时，能够很快克服障碍而得到所需的卫生服务。卫生服务的消费者从有卫生服务的需要到得到卫生服务需要的时间距离越短，卫生服务的可及性就越强。提高卫生服务的可及性就是要克服一系列的障碍。

其一是经济上的障碍。病人没有钱看病、没有钱买药、没有钱住院，想看病，但看不起病。这是卫生服务可及性的最主要障碍。其二是文化上的障碍。卫生服务消费者文化程度低，有病不是到医院，而是求神拜佛；卫生服务提供者的文化程度低，没有威信；传统文化相信中医中药，但中医缺乏供给。这些都会影响卫生服务的可及性。其三是地理、交通上的障碍。看病要翻山越岭，乘船坐车，病人就会放弃求医。其四是时间上的障碍。看病要排队、计价要排队、取药要排队，病人就会从节省时间出发，减少卫生服务需求。

卫生服务的层次分布合理性是指各层次卫生机构的分布要合理，确保各层次的卫生机构都能充分发挥自身的功能。

在卫生服务系统中，不同层次的卫生机构承担着不同的卫生服务任务。基层医疗卫生机构是以社区、家庭为服务对象，负责管辖区内居民健康管理和健康咨询，一般常见病、多发病的诊断治疗，传染病和慢性非传染病预防，妇幼卫生保健和计划生育技术服务，社区康复等。医疗上既可向上级医院转诊患者，又能接受上级医院回转患者，对居民或患者的服务是连续性的。县级医疗卫生机构承担管辖区常见疾病、一般疑难性疾病以及基层医疗卫生机构转诊患者的门诊、住院和手术治疗，并扩大社会卫生服务功能，协助基层卫生组织开展社区卫生服务。而市级医疗机构则主要从事急危重症和疑难病症的诊治，结合临床实践开展医学教育和科研工作，成为区域医疗、教学、科研相结合的技术中心，提供专科和综合性医疗卫生服务。层次分布合理性要解决的问题是：要求确定各级卫生机构必须具备的最低限度或最高限度的服务人口；明确规定接受某项卫生服务的最小或最大时间距离；明确规定不同层次的卫生机构承担不同的卫生服务及相互关系。比如，一级医院服务人口不宜过多，以免影响患者接受卫生服务的时间距离和防护工作的开展；三级医院服务人口不宜过少，以免造成资源浪费；促使各级医疗卫生机构在经济上和技术上互相补充，而不是互相争夺。

针对上述卫生布局经济的特点，国家卫生投资就不能只跟着床位走，可通过直接向需方提供预防、保健、基本医疗补偿资金的方法，解决经济上、文化上的可及性问题；通过开发社区卫生服务的办法，解决地理、交通、时间上的可及性问题；通过鼓励投资或限制投资的办法，引导各层次的医院各司其职，避免盲目竞争的行为。

（三）注重结构经济

结构是指各生产要素和产品相互之间的比例关系。结构经济，就是确定各生产要素的合适比例，以生产要素的合理组合来促使生产系统有效运作并取得最佳效益。卫生投资要坚持结构经济的原则，就是要求卫生投资必须注重引导生产要素和产品在区域上、功能上、层次上实现优化组合，以取得最佳效益。我国卫生领域的结构不合理，前面已做了详细的分析，主要表现在地区布局、城乡结构、防治结构、医药结构、卫生人力结构等方面。

优先解决重点卫生问题的投入有利于实现结构经济的目标。卫生重点问题往往是牵制卫生事业发展的要害问题，如农村卫生、重大疾病控制（如地方病、流行病、对居民健康影响较大或构成死因的前几位的疾病）、社区综合性卫生服务的开展等问题的解决程度，决定着我国卫生事业的发展前景，国家投资于这些项目，可因取得较高的边际效果（即新增加每一单位的卫生投入所带来的促进健康水平提高的效果），而提高卫生服务的整体水平。

卫生投入适度倾斜不可忽略。在医学模式由生物医学模式向生物—心理—社会医学模式转换时期，卫生投入向预防、保健倾斜是低投入高产出的有效投资，适当提高预防保健投入比例，降低医疗投入，是符合结构经济原则的。农村和基层仍然是我国卫生条件较落后的地区，扶持农村卫生站、发展和完善农村合作医疗制度，开展城市社区卫生服务是国家不可推卸的责任。卫生投入向城市基层、农村（特别是农村）倾斜必不可少。

四、落实"预防为主"方针

毫无疑问，"预防为主"是我国长期坚持的卫生方针，但难点在于如何落实。政府可以在以下两方面有所作为。

（一）改变卫生费用的流向

国际上认为，预防能带来极大的健康收益，花 1 元钱，可以节省 8.59 元医疗费、100 元抢救费。也就是说，在卫生领域，投资于预防的经济效益比投资于治疗的效益要大得多。然而，我国的卫生费用主要流向治疗领域却是众所周知的事实。《2007 年卫生总费用研究报告》的资料显示，2007 年卫生费用分配到公共卫生机构的比重在 5%~8% 之间，而流向医院的比重在 60% 以上，流向与治疗本身有关的占 80% 以上。只有卫生费用更多地流向预防领域，"预防为主"的方针才能落到实处。

（二）调整医保政策，改变重治轻防倾向

"预防为主"方针的落实，与社会成员实现医疗保健的选择行为息息相关。我国已出台的医保政策，在某些方面不利于"预防为主"方针的落实。

①城镇职工医疗保险制度中的"个人账户"不利于调动居民参保的积极性，增加了基本医疗保险制度的风险，应适当调整个人账户的功能、设计和管理方式。到目前为止，我国城市基本医疗保险制度包括了城镇职工医保和城镇居民医保。城镇职工基本医疗保险制度设计了个人账户，职工按一定的缴费基数和缴费率交纳基本医疗保险费，对所交纳的保险费免征个人所得税，显示了国家在运用经济的激励机制，鼓励劳动者对自己的健康负责，无病时为有病做经济上的必要准备。同时，在支付方法上，城镇职工医疗保险制度规定，个人账户的资金用完后，先由个人支付医疗费，个人支付到一定程度才进入社会统筹。这实际上是要求人们在一定程度上对自己的健康负责，只有当健康情况进一步恶化，个人承担确有困难时，才会得到社会的帮助。这有利于培养个人对健康负责的观念。从理论上讲，个人账户在一定程度上削弱了社会保险中风险机制共担的作用（因为个人账户中的资金不能在社会范围内调剂使用），但能有效遏制第三者付费所带来的费用上涨问题。从实际运行来考察，由于账户持有人可通过违规操作（如在家属患病时使用个人账户、使用医保卡进行非医疗消费）提前支取费用，以尽快进入社会统筹通道。城镇职工基本医疗保险制度中"个人账户用完后可进入社会统筹"的设计，反而会刺激参保职工过度使用个人账户，以尽快进入社会统筹通道。

近几年一些城市出台的"城镇居民基本医疗保险试行办法"，并没有设计个人账户，且参保方式不具有强制性，只是用政府资助的办法鼓励居民参保。在城镇居民中，除了在校学生因接受学校的统一组织和安排，参保率会保持较高的水平外，其他的城镇居民，会因种种因素选择不参保。城镇居民中如果有家属持有医疗保险个人账户，有可能利用个人账户缓解疾病风险而拒绝参保。这将造成两方面不良后果：一是城镇职工医疗保险因职工过度使用个人账户，加快进入社会统筹通道而使保险基金不胜重负；二是城镇居民医疗保险因疾病风险大的居民参保，疾病风险少的居民不参保的投机参保行为（逆向选择）而增大风险。这两方面的不良后果增加了基本医疗保险的风险。

城镇职工基本医疗保险制度实施的事实说明，个人账户遏制费用上升的设计并没有收到预期的效果，且管理成本较高（其管理涉及医保部门、定点医院、定点药店和银行）。实际上，个人账户的设计，使社会成员更多地注重治疗而不是预防。因此，调整个人账户的功能（如用于预防、为家庭成员购买保险等）设计和管理方式，成为完善城镇职工医疗保险制度不可回避的问题。

②新型农村合作医疗制度中的"保大不保小"，易导致过度医疗行为，与"预防为主"卫生方针相背离。我国的农村合作医疗起源于20世纪40年代陕甘宁边区的"医药合作社"。我国为解决农民缺医少药的问题，曾在20世纪70年代和20世纪90年代大规模地组织推广过两次农村合作医疗。这两次农村合作医疗基本上是村办村管，基金以村为单位核算，或村办乡管，乡管基金，但仍以村为单位核算。这种筹资方式和管理方式与农民的乡土观念相适应，虽然抗风险能力小，补偿金额少，也不具备抵御大病风险的能力，但符合农民的心理状态而易于被农民所接受。但是，随着经济体制改革的发展，我国的社会经济状况发生了很大变化，因小病引起农民家庭困难的可能性有所降低，其产生的疾病风险并不大。但由于农民活动范围的扩大，社会交往的逐渐频繁，患传染病、地方病的可能性大大提高，农民面临的主要问题是大病致贫或返贫。因此，新型农村合作医疗主要是集中解决大病医疗风险问题，与传统的主要解决缺医少药的合作医疗相比较，新型农村合作医疗以大病统筹为目标，更有针对性地解决我国农村地区所面临的大病风险问题，这无疑是具有积极意义的，然而，这种"保大不保小"的模式，容易导致过度医疗行为，不利于"预防为主"方针的落实。

过度医疗，是指对疾病超常规治疗，即诊疗手段超出疾病诊疗本身需求，不符合疾病规律和特点，从而过度消耗卫生资源的行为。产生过度医疗行为的源头，既可追溯到医院，也可追溯到患病者。如果将医疗机构推向市场，医生收入与医疗卫生服务量挂钩，医院诱导需求行为难以避免而产生过度医疗行为。如果患者看病由第三方付费（如受到公费医疗或医疗保险的庇护），就会提出超过实际需要的医疗需求而产生过度医疗行为。在我国城市，过度医疗行为已成为较为普遍的现象，也是医疗费用长期居高不下的重要原因。

新型农村合作医疗制度"保大不保小"的规定，使农民自己出钱看门诊，住院费用则可以报销。这将会造成两方面的后果：一是农村乡镇卫生院从提高业务量，改善生存环境出发，将门诊病人转为住院治疗；二是病人为得到医疗费用的帮助也更加愿意选择住院治疗。这在客观上刺激了住院量的上升，产生过度医疗行为。资料显示，新型农村合作医疗制度实施后，尤其在2005年后新型农村合作医疗住院补偿比例提高的背景下，乡镇卫生院的入院人数和病床使用率明显上升，一定程度上反映了"保大不保小"的规定对提高住院量有刺激作用。新型农村合作医疗制度如果不能引导合理医疗消费，遏止过度医疗行为，筹资水平不高的医疗经费将入不敷出，新型农村合作医疗制度将难以持续发展。

同时，新型农村合作医疗制度"保大不保小"的规定，不利于"预防为主"方针的落实。由于看大病有报销，看小病自己付费，农民从自身利益出发，会忽略疾病的预防，将小病熬成大病才求医；医疗机构从经济利益出发，也会重治疗轻预防，或小病当作大病治。重治轻防的怪圈一旦形成，我国"预防为主"的卫生方针就难以落实。因此，如果在新型农村合作医疗制度起步时所筹经费并不足以保证为所有新型农村合作医疗参加者提供小病、大病的医疗照顾，那么，随着国家扶持力度的加大，新型农村合作医疗制度应尽快向"保小又保大"的方向发展，才能从克服制度缺陷的角度杜绝过度医疗行为的发生。

第六章 卫生经济政策分析

【案例】革除以药补医要有壮士断腕的勇气

十八届三中全会《中共中央关于全面深化改革若干重大问题的决定》在深化医改的战略部署中重申：取消以药补医，理顺医药价格，建立科学补偿机制。以药补医是备受诟病的大处方、滥检查等过度医疗的根源，甚至引发了医患之间的不信任，是医药卫生领域不科学、不合理的旧机制的主要症状，是最需要革除的机制性弊病。新一轮医改启动时，明确提出逐步改革以药补医机制。

医改进入了深水区，其显著特征就是面临发展模式的转变和重大利益关系的调整，取消以药补医，根本目的就是要切断医院、医务人员与药品的利益联系，让被经济利益扭曲的医疗行为回归正常，保障科学合理诊疗，维护公众健康和医疗卫生事业的健康发展。

革除以药补医，首先需要破除既有发展模式的惯性和利益格局，不可否认，在财政投入不足的背景下，很多医疗机构尤其是大医院，借助以药补医机制，盖起了大楼，买来了设备，社会医疗资源获得了量的增加和质的提高。如果革除以药补医，一些机构会很不适应，医院的正常运行也会受到影响。但是我们应该清醒地看到，以药补医的利好作用已经发挥殆尽，弊端日益显现，这种发展模式给国家、社会和公众带来的问题已经突出到不能不改的地步，否则以后的改革成本会更高。

改革的思路是清晰的，推进医药分开，逐步取消药品加成政策，对公立医院的补偿通过服务收费和财政补助实现，截至目前，全国已有700多个县取消了药品加成，陕西、安徽、浙江、青海等省份在全省推开。

取消药品加成的关键，是重构公立医院补偿机制，而机制的重构，需要政府投入的增加，需要财政改变分配格局；需要理顺服务价格，尊重劳动价值规律，使医疗价格真实地反映医疗劳务的价值；需要医保的支持，以支付方式的改革规范医疗行为等。对此，《中共中央关于全面深化改革若干重大问题的决定》进一步明确了顶层设计和路线图：统筹推进医疗保障、医疗服务、公共卫生、药品供应、监管体制综合改革；加快公立医院改革，落实政府责任，建立科学的医疗绩效评价机制；改革医保支付方式等。改革必须更加注重系统性、整体性、协同性，改革的每一步都有赖于各部门的密切合作，需要政府层面的综合协调，才能取得进一步的实效。

打破以药补医代表的旧机制，就是要打破旧机制涉及的相关部门、行业的既有利益格局，这无疑更需要政府以"壮士断腕"的决心推进改革，而改革换来的必将是医药卫生事业乃至整个国家的勃勃生机。晚改不如早改，小改不如大改，被动改不如主动改。

在卫生服务市场上，市场机制对于卫生资源的配置起到重要作用，但由于市场机制的局限性和卫生服务市场的特殊性，使得卫生资源的配置出现效率低下、分配不公平等现象，导致卫生服务市场存在市场失灵。市场机制不能解决卫生服务持续发展的问题，这就需要政府通过卫生经济政策对市场失灵进行矫正。卫生经济政策是国家宏观经济政策的重要组成部分，它规定了卫生资源的筹资、利用和分配方式，对提高人们健康水平起到重要作用，同时也是卫生经济理论与政府卫生工作实践连接的桥梁。2013年，《中共中央关于全面深化改革若干重大问题的决定》明确提出：要"统筹推进医疗保障、医疗服务、公共卫生、药品供应、监管体制综合改革"。在掌握卫生经济学理论的基础上，利用各种经济技术方法和模型，并结合我国实际国情进行卫生经济政策方案的认识和分析，是对卫生经济管理者和政策制定者的必然要求。

第一节　卫生经济政策概述

卫生经济政策是国家广泛开发卫生资源并对稀缺资源进行合理配置，从而使其发挥最大社会效用，满足基本医疗卫生服务，维护和促进人们健康，促进经济与社会协调发展的政策工具。本节主要介绍卫生经济政策的概念、目标、特点、政策依据、措施以及卫生经济政策的制定过程。

一、卫生经济政策的概念

卫生经济政策是与特定社会制度和社会经济发展水平相适应的、规定卫生事业总体发展目标和方向的关于卫生资源筹集、配置、开发和利用方面的法令、措施、条例、计划、方案和规划的总和。从宏观上说，卫生经济政策包括卫生发展的指导思想、卫生事业发展的战略要点、卫生工作的指导方针等。从微观上说，卫生经济政策包括卫生价格政策、卫生经济管理政策等。卫生经济政策是政府为达到发展和管理卫生事业等目标，干预卫生系统工作的运行，调整卫生服务过程中提供者、购买者、消费者之间利益关系的经济措施和手段，同时也是国家宏观经济政策的重要组成部分，是政府发展和管理卫生事业的重要手段。

卫生经济政策同国家政治、经济制度和经济发展水平有着密切关系，它体现了卫生事业的性质，决定人们享有卫生服务的福利水平，对维护和增进人们健康具有重要影响。在我国社会主义现代化建设过程中，人们健康具有双重意义，一方面，健康是劳动力最基本的素质，是教育和经济投入得以有效转化为劳动力的前提条件，对经济发展具有促进作用；另一方面，健康也是经济发展的目的，是社会发展的重要内容。政府可针对卫生事业中不同性质的服务活动，采用不同的经济政策，使"人人享有基本卫生服务"，不断满足人们日益发展的健康需要，维护和增进人们身心健康，促进经济与社会协调发展。

二、卫生经济政策目标

卫生政策制定者希望通过卫生政策，达到卫生系统的完善和社会效益提高的目的。卫生经济政策目标是卫生经济政策的出发点与归宿，并制约着卫生经济政策实施的全过程。在分析和确定卫生经济政策目标时，应从卫生发展的实际出发，从公平、效率、稳定性、质量和可持续性五个方面进行讨论。

（一）公平

卫生工作是社会保障工作的重要组成部分，卫生事业也是政府实行一定福利政策的社会公益事业，这决定了公平目标的特殊意义。市场机制有利于效率的提高，但也会造成社会公平问题。公平问题直接关系到各社会阶层乃至集团的利益关系。为了避免因为社会公平问题而引发的各类社会矛盾与动荡，卫生经济政策的重要目标之一就是要确保卫生服务普及率这个公平性目标。其中，卫生公平性可分为水平公平与垂直公平。水平公平是对相同支付能力的人支付相同的卫生费用，垂直公平是对不同支付能力的人支付不同的卫生费用。卫生经济政策分析的公平性目标一般用以下三个指标衡量。

1. 可得性

可得性指行政单位（省、市、县、乡、村）的人口数和卫生机构、床位、人员、医疗设备、药品等卫生资源的比例，是关于卫生资源的供给能力的问题，也是发展生产，保证卫生服务供给的问题。例如，千人口卫技人员数、千人口医院床位数等。

2. 可及性

可及性是卫生服务的消费者（尤其是病人）在需要卫生服务的时候，能及时得到所需要的卫生服务。影响卫生服务可及性的主要因素是经济、文化与地理上的障碍。比如，解决居民基本医疗服务支付能力问题，以此提高居民卫生服务经济上的可及性。同时，也要考虑地理和交通上的障碍，如在农村主要是卫生机构合理布点的问题，在城市主要是开发社区卫生服务，医务人员深入社区和居民家庭的问题等。

3. 卫生服务的实际利用

卫生服务的实际利用是卫生领域经济政策最重要的公平性目标，它是居民实际利用的卫生服务与应该利用之比，是卫生服务的客观需要量和实际利用状况的比较。例如，围生期孕产妇系统管理的覆盖率、应就诊未就诊率、应住院未住院率等。

（二）效率

卫生经济政策的目标之一就是效率。效率目标是一个大概念，微观层面包括卫生工作效率和卫生机构单位成本。其中，卫生工作效率是某种卫生资源的投入与完成一项卫生工作数量之间的相互关系，如病床周转次数、出院病人平均住院率等。卫生机构单位成本是投入的各种资源的机构成本和完成的卫生工作数量间的关系。例如，医院平均每次胸透的财务成本、医院平均每次涂片检查的成本、医院平均每诊次的收费水平、平均每出院病人的收费水平等。在宏观层面，卫生工作的社会经济成本和防治效果的比较以及与社会经济效益的比较可说明其分配效率。

（三）稳定性

健康保障是全社会政治经济稳定发展的重要条件，它关系社会居民生老病死，如果健康没有保障，经济生活就难以稳定发展，并会引发各种各样的社会经济问题，保障人们健康离不开卫生经济政策中的医疗保障政策。在卫生经济政策分析中，还要必须加以反映扶贫救灾的重要性，考虑到扶贫和解决贫困病人合理欠费等问题，纠正诸如个人卫生服务外部效应，医疗保险市场的逆向选择和道德危害，医疗服务市场上信息不对称、医疗垄断等卫生领域市场功能失灵问题，这是确保卫生领域市场稳定的必要措施，也是卫生事业稳定发展的重要条件。同时，卫生政策制定者必须通过一定卫生经济政策来防止因病致贫等问题，纠正卫生领域市场功能失灵，确保卫生事业与社会的稳定发展。

（四）质量

质量的内容十分丰富，从消费者的角度出发，美国著名的质量管理专家朱兰，提出了产品质量就是产品在使用时能成功地满足用户需要的程度。质量不是静态的概念，它是不断变化的、发展的，所以质量既可以是有形商品或服务等无形商品的质量，又可以是某项活动的工作质量或某个过程的工作质量。在医疗卫生领域，质量是向人们提供可靠有效的医疗技术服务，祛除病痛，降低医疗风险，同时根据患者需要，提供高标准、高可及性、高满意度的个性化医疗服务。医疗卫生服务质量的管理，不仅是对服务质量本身的把关，更要把握好服务过程的质量，这种把关不能只依靠市场，还需要政府切实的卫生经济政策，因为不同的经济政策会对卫生服务的质量产生不同影响。

（五）可持续性

可持续性是指一种可以长久维持的过程或状态，并可从经济、政治与组织角度进行分析。在经济学领域，可持续性强调人类福利在无限时段维持可接受的状态，而在卫生系统要维持卫生服务长期供给的状态需要经济、资本和政治支持，如成本过快增长和低收入人群的可承受能力影响卫生费用筹资的可持续性，政治决定了可提供的税收数量以及如何用于卫生服务，政府的稳定影响政策的延续性等。因此，需要建立一种能够不依靠外部投入而有自我生存能力的卫生筹资系统。

总体来说，在卫生领域，不仅实现公平性和稳定目标需要政府负起责任，实现经济效率政策目标也要由政府负起责任。卫生经济政策分析过程中通过五个目标来实现最终的目标，就是提高人们健康水平，确保消费者满意度和降低卫生系统的筹资风险。但是效率与公平又互相矛盾，公平、稳定与效率三种政策目标很难同时实现。因此，从经济学理论来看，卫生经济政策的制定应以"社会福利最大化"原则作为依据，即效率与公平各自达到什么程度，是看其是否能够使社会福利最大化。卫生政策目标是卫生经济政策的出发点和归宿，而社会福利最大化是确定卫生政策目标的原则和依据。

三、卫生经济政策的基本特点

由于经济社会各个时期、各个阶段经济发展水平和经济体制的不同，卫生政策表现出不同的特征，同时这些特征也有其共性，可归纳为三个特点。

（一）与国家基本制度及发展水平密切相关

在计划经济时期，我国的卫生经济政策是国家统一举办医疗卫生事业，政府对于医疗卫生服务的干预和调控能力与范围很强很大，以满足人们的健康需要；而在市场经济时期，我国的卫生经济政策为国家承担医疗卫生事业主要建设者责任的同时，还鼓励社会、个体等开展医疗卫生服务。目前，随着经济社会的发展和人们生活水平的提高，卫生经济政策更加注重民生，以实现基本医疗卫生服务全面覆盖、提高人们健康素质的目标，并把加强农村卫生、社区卫生、疾病控制和公共卫生服务作为新时期卫生工作的重点。同时，深化医药卫生体制改革，鼓励民营资本进入医疗市场，统筹规划和合理配置卫生资源，卫生政策必须与国民经济和社会发展相协调，人们健康保障水平必须与经济发展水平相适应。

（二）法制化

卫生经济政策是法令、措施、条例、计划、方案和规划的总和，因此，不仅要使卫生经济政策法制化，更要建立健全卫生服务监管体系，完善卫生服务监管法规制度，加强对医疗服务行为、质量安全和机构运行的监测、监管。发达国家大多通过立法的形式把卫生费用的筹集、分配和使用等方面的卫生经济政策规定下来，如加拿大的"全民医疗保险法"、日本的"健康保险法"等。我国目前的卫生法制建设正在不断加强，相关法律法规制度也在进一步完善，同时正在建立健全职责明确、行为规范、执法有力、保障到位的卫生监督体系。

（三）政府干预与市场机制相结合

由于卫生服务市场的特殊性，要尽可能保证公民在获得基本医疗卫生服务方面的公平性，减少卫生资源配置的盲目性，政府必须加强对卫生事业的积极干预。然而，在市场经济条件下，政府对卫生服务市场的干预必须要利用市场机制的作用，才能使卫生资源发挥最大的社会和经济效益，但是政府干预不能完全代替市场的功能，因此，卫生经济政策的作用主要体现在指导性、控制性和调节性等方面。

四、卫生经济政策依据

制定和分析卫生经济政策，必须要有理论的支持，在理论支持的基础上必须要以客观事实等为依据，才能制定和分析卫生经济政策。

（一）理论依据

从理论上讲，制定和分析卫生经济政策出于三种理由：一是减少和消除贫困，政府有责任减少和消除贫困，以提高弱势群体的健康水平，增强其人力资本；二是公共产品供给，公共卫生产品的提供是政府的应有责任；三是市场失灵，卫生服务市场机制不仅不能使卫生资源配置优化，还可能导致市场失衡和混乱。因此，卫生政策的制定存在三种选择性理论目标，即效率、稳定和公平。同时，经济学选择理论、机会成本理论与福利经济学理论等，是卫生经济政策的制定、评价与分析的理论基础。

1. 经济学选择理论

经济学选择理论是市场经济学最基本、最核心的概念，其基于三个经验公认的假设公理：第一，生产资源稀缺且有限；第二，同一资源有多种用途；第三，人们的需求是多样的。美国著名经济学家萨缪尔森指出："在经济学的许多定义中目前最流行的一个定义是，经济学研究我们如何进行抉择，使用具有各种可供选择的、有用途的、稀缺的生产资源来生产各种商品和服务。"由于卫生资源的稀缺性，消费者的卫生服务需求与普通商品需求一样存在非饱和性，所以消费者对于卫生服务的选择同样是在既定商品价格和有限预算下根据消费偏好来实现效用最大化的。经济学选择理论能很好地描述消费者的选择行为，这为以后的经济学分析提供了基础，而选择的标准和卫生经济政策的目标相同，即公平、效率和稳定。

2. 机会成本理论

机会成本是指与最优选择对应并放弃的次优选择的（潜在）收益。它与选择或决策有关，是采取市场选择行为的真正成本。机会成本理论同样基于三个假设条件：第一，使用的资源有多种用途；第二，不同用途带来的收益可比较；第三，这里的成本是次优项目放弃的收益。萨缪尔森指出："当我们被迫在稀缺物品之间做出选择时，我们都要付出机会成本，一项决策的机会代价是另一种可得到的最好决策的价值。"在这里，机会成本指将资源投入某一特定用途后所放弃的能在其他用途中所获得的最高收入。在没有市场或者市场失灵的情况下，机会代价分析尤为重要，比如，如何衡量医院卫生保健成本，如何衡量军队的价值。对这些项目的机会成本进行分析是所有宏观经济决策的前提，从而机会成本理论是卫生经济政策分析的重要理论依据。

3. 福利经济学理论

福利经济学是研究社会经济福利的一种经济学理论体系，它是由英国经济学家霍布斯和庇古在 20 世纪 20 年代创立的，属于规范经济学范畴。福利经济学和传统经济学不同，它主要研究如何进行资源配置以提高效率，强调分配的均等从而使社会福利增大。既然主张收入均等化，那么福利经济学就认为国家在国民收入中的调节作用就必不可少。福利经济学的主要特点有三点：第一，根据已确定的社会目标的价值判断为出发点建立理论体系；第二，基于边际效用基数论建立福利概念；第三，以社会目标和福利理论为依据，制定经济政策方案，检验社会福利经济大小的标准是资源配置标准或效率标准，另外一个是收入分配标准或公平标准，从而福利经济学是卫生经济政策分析的重要理论依据。

（二）事实依据

卫生经济政策的制定、贯彻和实施是自上而下的，但其制定依据来源于客观事实，所以制定卫生政策最基本的原则是以客观事实为依据。从宏观上看，要制定卫生政策，首先要弄清国情，如资源生态状况、人口状况、科学技术水平、国家政治制度、社会经济体制、卫生体制、社会文化传统、民族心理背景等。从微观上讲，如疾病谱的变化、诊疗技术的发展、医疗机构经营体制、医药费用、卫生财政补助办法等，都是卫生政策制定的出发点和现实根据。

（三）政策依据

卫生政策特别是卫生经济政策，通常是比较具体的或技术性的，在它们之上可能还有一些更高级的政策会对它们的制定与实施产生影响。如我国"九五"期间国家财政改革的总体政策是："振兴财政，健全财政职能，实行适度从紧的财政政策。"在这个政策框架下，卫生经济政策的制定不可能超出从紧财政的框架。再如十八大后经济长期政策民生化，经济政策在教育、就业、医疗社会保障、住房等方面保护绝大多数人特别是弱势民众的基本利益，并要建设更加公平的社会保障体系，所以卫生经济政策也要符合宏观政策趋势。因此，宏观经济政策以及其他相关政策都是制定与实施卫生政策的重要依据。

（四）利益依据

卫生政策的制定必须要符合居民的利益需要，但"人们的利益"是一个比较模糊的概念。卫生政策的制定与实施，实际上是卫生或健康利益的调整政策。卫生政策的制定要根据政策目标，必须考虑既得利益和政策目标人群的利益实现或调整。一般来讲，卫生政策的制定，就是要实现卫生资源合理或优化配置，实现帕累托改进、提高总体健康水平与改善公平状况等利益调整目标。

五、卫生经济政策措施

（一）提供公共卫生服务

公共卫生服务（Public Health Service）属于公共产品中的准公共产品，从而离不开政府的宏观调控和管制。政府应该在环境卫生、劳动卫生、儿童卫生、食品卫生、药品管理、卫生监督、国境检疫、医疗行政管理、疾病控制、妇幼保健、急救系统、健康教育、疾病监测、卫生统计信息等领域充当公共卫生服务的购买者。提供公共卫生服务的卫生机构，有权利要求补偿，而作为公共利益代理人的政府，有义务提供补偿，从而承担筹资责任。

（二）外部效应的补给

公共卫生服务作为准公共产品，必然会有外部效应影响其供给。外部效应指在实际经济活动中，生产者或者消费者的活动对其他卫生生产者或消费者带来的非市场性影响。这种影响可能是有益的，也可能是有害的。如在疾病控制领域，对于传染病的防治，受益者不仅是病人自己，还会给其他人带来益处，这种外部性的影响就是有益的。如果不加以防治，病人自己和其他人都会受害，这种外部性的影响就是有害的。公共产品由于其特殊性，仅靠市场机制无法完全供给，如在疾病控制方面，疾病防治对象缺乏接受卫生服务的主动性与积极性或者完全没有卫生意识，更不愿意为此支付费用。如果政府不采取卫生经济政策加以干预，这些疾病就会大规模爆发或蔓延成灾，危害人们健康，影响社会和谐发展，从而产生不好的外部效应。政府必须采取某些必要的疾病控制规划，通过政府财政支出，充当这些有外部效应的卫生服务的筹资者与购买者。例如，艾滋病的控制，结核病的防治等。

（三）公共卫生服务均等化

经过改革开放的不断发展，收入分配差距拉大已成现实，并体现在公共资源的分配上。公共卫生服务的分配均等化是经济社会发展到一定程度必然要解决的问题，而公共卫生服务均等化实现的手段就是政府间基本卫生服务的转移支付。基本卫生服务是一定经济发展水平下最低限度的公共卫生服务。它属于人类生活的必需品，是人人享有的卫生服务，也是确保健康公平的基本公共产品。

（四）干预医疗保险市场

医疗保险市场是进行医疗保险商品交易的场所或关系的总称，而医疗保险市场的特殊性决定它不是完全竞争的市场，政府有责任利用卫生经济政策对医疗保险市场和医疗服务市场进行干预。政府可制定基本医疗项目准入制度，进一步明确个人、家庭、政府在健康开支方面各自承担的责任；还可以通过制定强制性的医疗保险法案；还可以由政府出面组织社区自愿互利的筹资，向个体劳动者、自由职业者以及其他非工资收入的居民提供基本医疗卫生服务。同时，通过医疗服务供方支付方式改革，对医疗服务供求双方进行不同的经济激励，也是卫生经济政策的重要关注点。

（五）规范医疗市场行为

要使医疗服务市场健康有序地发展，不能只依靠政府补偿，还要制定一系列法律的、行政的、社会干预措施来保障其发展。政府可制订与实施区域卫生规划，对卫生资源的配置与流向进行宏观调控，合理布局，以便提高资源配置的效率。同时，制定有关医疗行政的法律法规，使医疗市场规范化。此外，还要鼓励卫生机构承担公益性卫生发展项目；保护医疗服务提供者的正当权益，成立医院协会和医师协会；保护医疗消费者的正当权益，成立医疗消费者协会等措施来规范医疗服务市场行为。

上述卫生经济政策措施的设计、制定和执行是政府的责任，并通过这些政策工具，实现卫生领域公平、效率、质量、稳定和可持续五大政策目的。

六、卫生经济政策制定过程

任何政策的科学制定，首先要以问题的发现为前提，然后进行其他环节与过程，卫生经济政策制定的过程主要包括"提出问题、确定目标、拟订方案、优选方案、实施方案"五个方面，这些过程之间是相互反馈的。

（一）提出问题

卫生政策的制定，首先应该以卫生政策问题的发现为前提。这就要求政策的制定者必须比其他人更加敏感，能够从复杂的社会环境和卫生工作中发现问题，更要对司空见惯的卫生现象加以思考。许多卫生政策问题对居民健康的影响力度深、范围广，所以一旦发生，就是具有强烈现实性和较大影响力的社会现象，并且这种社会现象不仅仅由单一因素导致，还与其他卫生问题或社会问题相互依赖、相互联系，而产生的历史原因和形成过程也可能是过去卫生政策的后果或负效应。卫生问题的提出必须要考虑全面，找出影响问题的原因并且通过科学的分析检查原因。

（二）确定目标

提出卫生政策问题后，就必须要解决问题，要想解决问题就必须确定目标；目标内容要围绕产生卫生政策问题的根本原因而拟定消除办法或措施，所以目标既是解决问题的出发点，同时又是要到达的目的地。从卫生经济学的角度来说，只有回答"是什么"和"应该是什么"这两个问题后，才可能确定卫生政策的目标。在确立目标过程中，政策制定者难免要受到主观价值判断、取向的影响，这就要求政策制定者以社会福利最大化为原则，同时考虑目标实现的可能性，才能使目标符合社会利益。

（三）拟订方案

目标确立只是指明了大的方向，具体的措施就是拟订方案来回答"怎么办"的问题。

拟订方案要通过"设想、分析、初选、评定、淘汰"这五个环节来实现。

（四）优选方案

从拟定好的所有方案中，必须选出一个最适合的方案，即优选方案，这是卫生政策制定的关键环节。优选的方法有专家访谈、头脑风暴、试点调研、民意测验等，要注意在优选过程中尽量避免或尽可能减少影响科学性的不可控因素对决策的干扰。

（五）实施方案

论证选优后，最后一步就是逐级禀议或合议后，由决策者对卫生政策方案进行审定，并按规定的程序签发，然后颁布实施政策。所谓禀议制，就是下级人员或机关提出政策方案，按规定程序，由多级有关领导批审，然后再由"最终决策权"拥有者做出政策批准的方式。合议制就是通过会议讨论卫生政策方案，最后决定卫生政策的形式，其特点是群策群力、集思广益、一次研究定案。在实际工作中，合议制与禀议制往往结合使用，因为在卫生政策合议之前，往往有一个较长的禀议过程，然后才进入合议阶段。一般重大的卫生政策出台都经过先禀议后合议最终批准的过程。

第二节　卫生经济政策分析

卫生经济政策决定了整个卫生系统的运行，而要预测政策实施的效果需要借助一定的工具进行经济、政策、伦理等方面的分析，从而科学有效的筛选出最优政策方案，并对政府和卫生部门制定与实施卫生经济政策提供决策依据。卫生经济政策分析是提高卫生经济政策科学性、合理性和可行性的先决条件。

一、卫生经济政策分析概述

卫生经济政策分析，是指为实现既定的卫生经济政策目标，应用系统科学的分析方法，从各种已知备选方案中筛选出最优的政策方案，为政府或卫生部门提出决策依据，减少甚至避免可能的损失或浪费，从而使有限的卫生资源得到合理的配置与有效利用的过程。

但需要注意的是，由于备选方案本身的不完善性和政策的局限性，使所选择的方案即使以科学技术分析为基础，也往往难以达到最优化，因而卫生经济政策分析实际上是尽可能达到政策的相对最优化。同时，卫生经济政策分析不仅是在各种已知备选方案中选择最优政策方案的过程，而且还要分析一些其他要素，如政策的可行性、环境的不确定性、组织成员的心理因素等方面。

二、卫生经济政策分析的基本范畴

（一）卫生经济政策价值取向研究

卫生经济政策价值取向，在于确定某个目标是否值得获取，采取的方法以及所取得的效果能否被接受。该分析方法主要回答"为什么，为谁，为什么目的，许诺什么，多大风险，优先考虑什么"等问题。就其价值取向来看，主要包括个人取向、自由发展取向、效用或功利取向、集体取向、利他取向、公平取向等。如新医改政策的目标是建立覆盖城乡居民的基本医疗卫生制度，优先考虑把人们的健康利益放在第一位，为人们提供价廉、有效、安全、可及的医疗卫生服务。

（二）卫生经济政策行为研究

卫生经济政策行为研究，是基于一定的基本假设条件进行的，其基本假设条件可描述为：如果某种事实反复出现，则必然会产生某种结果。该分析方法主要回答"是什么，在什么时候，到什么程度，有多少"等问题。其研究范围可涉及对卫生系统、卫生事件、卫生机构及其相互关系和作用的描述、观察、计数、度量和推理。因此，卫生经济政策行为研究必须排除各种干扰因素和主观因素，正确预测并掌握卫生经济行为的发展趋势和客观规律。

（三）卫生经济政策规范研究

卫生经济政策规范研究，是基于一定的基本假设条件所进行的，不同于行为研究，该研究方法的基本假设条件可描述为：如果想得到某种结果，那么在一定的条件下，采取某种措施后，就能以一定的概率得到该种结果。其主要回答"应该是什么，应该怎样做，这种做法是否正确"等问题，以及为达到预期目标采取行动与措施，来确定这种做法是否正确等问题。

三、卫生经济政策分析的基本因素

（一）社会因素

卫生经济政策的社会学分析，是指运用社会学的观点、理论和方法，对卫生经济政策过程和机制进行分析，以探索合理而有效的政策制定和运行机制，其主要包括社会结构和社会控制两个方面。社会结构主要是指各种社会因素的组合，如社会群体、社会成员、组织、机构等。卫生经济政策的社会学模型主要由四大要素组成：①卫生资源，即社会提供卫生服务的能力；②个人及社会各方在社会卫生系统中的义务；③个人及社会各方社会权利的分配；④个人及社会各方权利和义务的关系。同时，由于卫生系统本身存在双重社会特征，从而卫生经济政策的控制手段也具有双重性：一方面要根据社区居民的分布，合理调整和配置卫生资源，调控医疗卫生服务的需求和利用；另一方面，在卫生经济政策可能的前提下，要尽可能为社区居民增加卫生服务，逐步提高全社会人人享有卫生保健的水平，满足社会人群的医疗保健需求。

（二）经济因素

经济因素主要包括医疗服务市场、医疗保障制度、医疗服务支付方式与卫生服务利用四个方面。由于医疗服务市场不是规范的市场，因此，卫生经济政策要侧重研究供求关系和价格竞争在医疗服务市场中的功能和作用；医疗保障制度关系如何筹集卫生费用、怎样配置卫生资源、如何做好医疗保障等方面问题，是我国目前医疗领域重大的现实课题；医疗服务支付方式关系卫生服务供给者是按照病种、床日、服务、人口收费，还是按不同人群不同价格收费，是控制单位服务费用还是控制费用总量等，也是目前值得研究的现实问题；卫生服务利用提供方有无诱导性需求或过度利用，门诊、住院及各种服务利用的比重是否合理，以及对卫生服务利用的影响等。

（三）政治因素

政治因素主要涉及政治文化与政治系统两方面。政治文化指一个国家或民族占主导地位的政治态度、信仰和感情，是政治体系活动中的主观性成分，也是社会文化中与政府的目的和活动相关的成分。政治系统对卫生经济政策的影响主要表现为政府及社会如何管理和控制卫生系统，而卫生经济政策决策体系的设置、卫生经济政策分析和决策的整个过程，都与政治系统密切相关。合理、优化的决策体系，高效的政策执行过程，都能促进卫生经济政策目标的顺利实现。卫生经济政策分析必须考虑政治系统方面的因素，包括谁制定卫生政策，政府政策干预的力度如何把握，政府如何调整各种团体之间的利益关系等因素。

（四）医学模式因素

在传统的医学模式向生物、心理和社会医学模式的转变过程中，卫生经济政策必须要适应医学模式转变的需要，综合考虑医疗、预防、保健及其社会政策等因素的作用，如教育、住房、交通、环境、饮水、噪声等因素；同时，随着现代科技日新月异的高速发展，极大地推动了医学科学技术的进步，也拓宽了医疗卫生服务的范围。在卫生经济政策分析中，必须要积极发挥医学科技的作用，从成本—质量的角度，分析如何降低医疗成本，保证和提高医疗质量，提高人类的健康水平。

卫生经济政策的制定是一个系统化、科学化的过程，在制定过程中，除要考虑以上几方面因素之外，还应考虑社会文化、人口变化、城市化因素、资源环境与科技进步等因素的影响。

四、卫生经济政策分析的基本步骤

卫生经济政策分析虽然有基本的过程与方法，但不能循规蹈矩地进行，在实践中遇到不同的卫生经济问题应该具体问题具体分析。通常卫生经济政策的分析步骤包括"问题分析、目标确定、政策设计、可行性论证"四个方面。

（一）问题分析

在进行卫生经济政策分析之前，首先需要提出问题。卫生经济政策是伴随着现实社会中的卫生经济问题而产生的，不能脱离于实际。分析问题就是要对现实社会中的卫生经济问题进行系统化、科学化地分析，明确问题产生的根源、属性、本质等。针对提出的问题，要根据一些基本原则去分析问题。

1. 需要性原则

卫生经济政策问题的提出，应符合社会以及科学理论发展的需要。就社会发展层面的需要来看，包括社会发展的需要、经济发展的需要、医疗卫生服务发展的需要等。就科学理论发展层面的需要来看，包括科学方法的改进、科学理论的更新与创新等。

2. 创新性原则

创新性原则是指提出的问题，要使课题本身更具有先进性、突破性、独创性以及新颖性。科学技术研究本质上是一种探索未知的活动。因此，创新性是科研的灵魂，贯穿科研的全过程，是卫生问题分析的基本要求。

3. 科学性原则

卫生经济政策问题的提出，必须以客观事实以及科学理论为依据，排除主观性、教条性等因素，必须依照客观事物发展的规律来办事。

4. 可行性原则

卫生经济政策问题的提出，必须考虑主客观可行性因素，充分认识主客观条件的限制，并在此基础上形成一定的可行性意义。

（二）目标确定

卫生经济政策目标即卫生经济政策制定者希望通过采取一定的卫生经济政策措施所期望达到的目标，主要表现为区域人群卫生状况与卫生指标的改善等，最终目标是卫生系统经济和社会效益的提高。政策目标不仅是政策制定的出发点，也是政策执行的指导方针以及政策评估的标准。同样，在分析以及确定卫生经济政策目标时，需考虑以下几方面的问题。

1. 具体性

卫生经济政策目标的表达，必须明确、具体、清晰，内涵不能有歧义，外延要界定清楚。除此之外，卫生经济政策需包括目标的实现期限以及特定的约束条件。

2. 可行性

卫生经济政策目标的实现，需基于一定的实现条件。卫生经济政策目标的实现条件，可划分为两个方面，一方面为实现卫生经济政策目标所需要的各种资源；另一方面为实现卫生经济政策目标所需要的环境条件。这些条件有可控因素，也有不可控因素。只有当可控因素或可利用因素占主导地位，且这些因素较为成熟时，确定的卫生经济政策目标才具有可行性。

3. 规范性

一方面，卫生经济政策目标需严格遵守国家宪法、法律以及法规，在此基础上要能够体现经济发展、社会进步对卫生系统的要求，目标既要高于现有水平，又要具有很强的实现度。另一方面，卫生经济政策目标需符合社会的道德规范以及风俗习惯等。

4. 协调性

通常，卫生经济政策目标的设定并不是单一的，而往往具有多元化的特征，这就决定了在卫生经济政策目标的确定中需考虑各个目标的协调性。

（三）卫生经济政策设计

确定卫生经济政策目标后，就要对卫生经济政策进行研究设计。卫生经济政策设计具有核心意义，只有通过对各种相关信息收集、整理、分析和判断，提出既解决政策问题，又具有可行性政策方案，才能达到政策目标。

在设计环节，不仅要结合国情和客观实际进行设计，如我国卫生情况、历史和文化、社会制度和目标、经济发展水平等，还要结合科学的理论和指导思想，以及国外的有效经验进行设计。多个政策方案设计完成后，就需要通过系统科学的择优程序进行筛选和评估；同时，由于经济政策问题是具体而复杂的，不能短时间内区分各种方案的优劣，因为没有哪个方案是绝对完善的，这就需要在实际操作中确定不同方面的标准所占的权重大小。

（四）卫生经济政策方案的可行性论证

要进行可行性论证，首先要明确论证的对象和范围，卫生经济政策方案可行性论证的对象是卫生经济政策的若干方案，范围是围绕卫生经济政策的政策目标进行论证。其次，要确定政治、经济、技术和社会文化等层面上的判断标准及指标。政治可行性是指某项卫生经济政策能否被决策机关或其相关人员所接受。一般而言，政治可行性越大，卫生经济政策被接受、贯彻以及实施的可能性就越大。经济可行性就是指获取相关的卫生政策资源的可能性，而政策资源既包括自然资源，又包括社会资源。卫生经济政策的执行能否达到预期效果，在很大程度上受限于与其相关的各项政策资源，而所获取的政策资源越完备，越符合政策执行的需要，该卫生经济政策的可行性就越强。技术可行性即实现特定的卫生经济政策目标在技术水平上的可操作性以及可行性。在技术可行性的论证中，必须依靠特定的技术手段以及方法对卫生经济政策进行全面的分析、论证，同时在此基础上需要确保该技术手段以及方法的完备性、科学性和系统性。在比较各个标准后确定政策可行性思路，根据政策潜在效果等确定最优政策方案；选出优选方案并不代表卫生经济政策分析结束，还要通过实施前后各阶段的评估不断修改完善。

五、卫生经济政策评价

卫生经济政策评价兴起于 20 世纪 60 年代美国约翰逊总统的"大社会计划"和"对贫困宣战计划"。不同的学者对政策评价的概念有不同的解释，在这里，我们把政策评价看作根据一定的标准和程序，对政策效率、效果、价值进行判断的一种政治行为。很多人把卫生政策评价看成卫生政策方案制定过程中优化方案的一个重要步骤，因为它既出现在方案评价中，又用于对卫生政策实施进展的衡量及其成就的测量。因此，评价是卫生政策发展变化和改进的基础，也是制定新的卫生政策的前提。一项卫生政策是应该继续还是应该终止，不能凭主观想象而定，而应通过对该项卫生政策执行过程、效率效益和执行后果进行全面评价后，才能做出正确的抉择。

（一）卫生经济政策评价标准

卫生经济政策评价标准是衡量有关卫生经济政策利弊优劣的指标，没有这些指标或准则评价就毫无意义。在操作过程中，常用的卫生政策评价标准有效果标准、效率标准、效应标准三类：①在效果标准里，评价卫生政策的必要条件首先是卫生政策的投入，其次是卫生政策的效益和效果。其中，成本效益可以自身比较，而成本效果可以在不同的地区进行比较；②在效率标准里，主要是评价达到卫生政策目标的进度或速度方面的指标；③在效应标准里，主要是评价卫生政策对象对卫生政策的反应程度，或反过来说是评价卫生政策对其客体的影响程度。这种影响程度的着眼点不在于卫生政策的制定或执行的形式和结果，而在于卫生政策的内容是否得到大多数对象的响应或接受。

（二）卫生经济政策评价方法

不同的政策方案，会用到不同的评价方法；卫生经济政策评价的方法可以是定量的，也可以是定性的；可以是实证性的，也可以是理论性的。

从定量角度，一般可分为三种评价方法，即过程评价、影响评价以及结果评价。

1. 过程评价

过程评价是对卫生经济政策实施各个不同阶段工作的评价，包括对政策设计的评价，政策实施中各项策略以及活动的评价，并在评价的基础上及时反馈意见与问题，以改进工作，使之符合预期目标。其重点在于评价卫生经济政策实施的可行性与效率。

2. 影响评价

影响评价是关于卫生经济政策实施中所产生的结果，用于检验卫生政策实施是否对中间目标产生影响，以及对该影响的程度测定。影响评价是卫生政策的实施、执行对中间目标所进行的评价，因此具有短期性、阶段性的特征，多用于中期评价。

3. 结果评价

结果评价是关于卫生经济政策长期效果的评价，用于检验卫生政策最终目标达到的程度。结果评价与影响评价的不同之处在于，影响评价重在对卫生经济政策实施中所产生的结果评价，而结果评价重在对卫生政策最终目标达到的程度评价。结果评价具有长远性、整体性等特征，而影响评价具有短期性、阶段性等特征。该评价方法适合于最终评价。

在评价指标方面，一般根据具体的政策目的而设计，但原则上不外乎公平性、可及性、效率、成本、质量、可承受度、覆盖率、反应性、满意度、健康结果等方面。

从定性角度看，一般可分为以下几种：

1. 文件分析

每项卫生经济政策的评价，根据政策研究的类型，均可采用文件分析的方法。文件分析就是在搜寻卫生经济政策相关的一手以及二手资料的基础上进行系统的、科学的、比较性的认识，同时依靠对这些文件的认识从中确定政策研究的目的、问题与评价的指标，并提出一定的改进措施和手段。

2. 访谈

访谈就是研究者通过与研究对象进行口头交谈的方式，来收集对方有关心理、行为特征以及卫生经济政策领域资料的一种研究方法。其具有直接、互动、灵活以及可控制等特征。在运用该方法时，首先，根据该项政策涉及的利害关系，确定访谈的部门和对象，包括主要的决策者和执行者，并逐步扩大访谈对象。其次，要制订好访谈提纲和调查表格。最后，通过访谈，了解该项卫生经济政策的形成、实施的成本、效果、影响和问题，以及不同部门的看法和态度，为进一步开展政策分析并形成政策打下基础。

3. 案例分析

案例分析是管理学的一种定性研究工具。案例研究法就是对真实发生的案例进行深入调查，运用多重证据材料等对案例进行研究、分析、概括和总结，进而全面掌握相关的卫生经济政策，发现卫生经济政策问题，并使之改进的实证研究方法。其具有特殊性、整体性、描述性、阐述性、归纳性以及启发性的特征。

4. 专家咨询

专家咨询就是依托卫生经济政策相关领域的专家，以他们的视角为出发点，以个人或小组的形式，对某项卫生经济政策进行分析、评测，并在此基础上整合相关专家的看法、意见等作为综合性方案的一种研究方法。专家咨询方法包括：德尔菲法、名义小组法、焦点组访谈法、调查法。

5. 现场考察

现场考察是依托现已实施的卫生经济政策，运用可行的、科学的、系统的观察手段，对已实施的卫生经济政策所产生的效果、影响等做出一定评判的研究方法。其实质是一种探索研究对象本质和规律的研究方法。其可采用现场直接观察、召开座谈会等，并在此基础上收集资料和数据，听取各方面的意见并做出一定的评判与改进。

6. 专题调查

在对某些卫生经济政策进行研究时，可对其实行的情况进行专题调查，收集定量的数据或常规报表。通过调查，可以进行改革措施的前后对比，或与没有改革措施的地区进行对照比较，甚至与国际的标准进行对比和评价。

7. 撰写政策报告和建议

撰写政策报告和建议是根据收集到的资料和信息进行分析，最后写出报告。政策报告不同于一般的技术报告，将调查的发现进行总结，提出政策建议后，还需要通过不同的方法和途径到达卫生决策者的手中，这个过程称为政策报告的传播。如写成信件、短篇报道、内参、召开会议介绍、举办学习班或研讨会等。

（三）卫生经济政策评估的步骤

卫生经济政策的评估，一般有以下几个步骤：①确定评估标准，没有标准就没有可评价的依据，一般来说以各项卫生经济政策的政策目标作为依据。②根据标准，比较各个经济政策实施后的实际效果和目标，找出之间差异和差异产生的原因，评估政策实施的有效性，同时还要分析政策实施后带来的直接影响和间接影响。③预测与监控，结合评估结论和新形势的要求，预测下一阶段可能实施的卫生经济政策。同时，必须保证收集到必要信息，为以后评估做准备。

第三节 我国卫生经济政策的改革与发展

中华人民共和国成立后，为了与社会主义公有制和计划经济体制相适应，政府主要通过创办卫生机构，建立公费医疗、劳保和合作医疗制度，向人们提供可及的医疗卫生保健服务，并相应制定了一系列支持、促进卫生事业发展的卫生经济政策。这些政策的制定与实施，对于保护人们的身体健康，维护社会稳定和促进社会生产力的发展起了巨大的推动作用。

一、20 世纪 80 年代前的卫生经济政策

（一）医疗机构财政补助政策

1. 1949—1955 年的卫生经济政策

1949 年新中国成立初期，当时国家财政经济状况困难，国家实行集中统一的财务管理体制，对公立医院实行"统收统支"的财务管理办法，即收入全部上缴财政预算，支出全部由财政预算拨款。这种卫生服务筹资方式与服务提供模式的公平性比较高。它对维护当时社会的稳定起了积极作用，虽然这种收支两条线的方法能够全面反映和掌握医疗机构的收支情况，但其管理成本过高，缴拨款手续繁多，不能充分调动医疗机构开展业务工作的积极性，使得效率低下，致使它与当时国家的财政经济较困难状况不相适应，因而可持续性较差，这种办法实际实行的时间较短。总之，这个时期的卫生经济政策侧重点在于公平，而对效率、质量等方面没有足够重视。

2. 1955—1960 年的卫生经济政策

效率在卫生事业发展过程中是不能被忽视的，为了提高效率，贯彻当时中央全面节约的精神，解决国家资金分散和积压的问题，1955 年 9 月卫生部（现为"国家卫生健康委员会"）、财政部发布了《关于改进医疗财务管理的联合通知》，将"全额管理，定额补助"改为"全额管理，差额补助"，即医院收支全部纳入国家预算，财政按医院实际收支差额拨款补助，年终结余全部上缴。实行这种办法，对国家控制财政资金供给起了一定作用，但国家对医疗机构管理太过烦琐和死板，在一定程度上制约了卫生事业的发展。

3. 1960—1979 年的卫生经济政策

1960—1979 年，政府十分重视对卫生事业的投入，卫生部（现为"国家卫生健康委员会"）、财政部发布联合通知，确定自 1960 年起，对卫生部所属医院工作人员的工资全部由国家预算开支（简称"包工资"），将医院财务预算管理方式改为"全额管理，定项补助，预算包干"。国家预算工资的范围包括医院工作人员的基本工资和 3% 的附加费（其中福利费 1%，工会经费 2%），其他仍由医院收费解决，医院经费结余可以用于设备更新，进行自身发展。

在该阶段，我国还制定并实施了药品加成收入留用政策、对预防保健等卫生机构的预算补助政策、税收政策、医疗保险政策等，这些政策对该阶段卫生事业的发展具有一定的促进作用。

（二）药品加成收入留用政策

国家允许医疗机构在业务范围内向患者零售药品，按药品批发价，西药加成 15%，中药加成 25%~30% 销售，并免征流转税和所得税，所得收入全部留归医疗机构。

（三）对预防保健等公共卫生机构的预算补助政策

国家把防治防疫机构、妇幼卫生机构、药品检验机构、医学教育、医学科研机构等均定为全额补助单位。机构的发展、设备的添置、人员费用和业务费用均由国家支付。卫生防治防疫机构、妇幼卫生机构、药品检验机构，为有效地控制各种疾病，保护妇女、儿童的健康，免费为社会提供服务，国家对免费治疗疾病所需的经费给予专项补助。此外，国家在不同历史时期，还针对重点疾病，建立了经费补贴项目。

（四）税收政策

从 1950 年起，卫生部、财政部、国家税务总局及原中央工商行政管理局陆续发出通知，对医疗机构免征工商业税，公立医疗机构所设账簿免征印花税等。

（五）医疗保险政策

由政府预算补偿的公费医疗，对政府职员以及国家事业单位职工实行免费医疗政策。国有企业职工及其家属被劳保医疗制度所覆盖，职工实行免费医疗，家属实行半费医疗。

我国卫生事业在当时的经济条件下取得了一定的成就，使得人们的卫生状况得到了改善。平均期望寿命由新中国成立初期的 35 岁提高到 71 岁。危害社会的传染性疾病得到了控制，疾病发病率大幅度降低，婴儿死亡率、孕产妇死亡率都低于其他发展中国家。这些成就的取得首先归功于党和政府对卫生工作的重视，制定了符合当时国情，并且有利于卫生发展的方针政策，如政府对卫生机构的直接补偿，使得人人都能享受到价格较为低廉的卫生服务。然而，随着时间的推移，定项补助政策导致机构人浮于事，使得卫生服务提供效率、质量下降，卫生资源浪费严重。

二、20 世纪 80 年代至 90 年代末期的卫生经济政策

为了贯彻党的十一届三中全会精神，调动一切积极因素，加强经济管理，增收节支，1979 年 4 月卫生部、财政部、原国家劳动总局颁发了《关于加强医院经济管理试点工作的意见》，提出对医院经费补助逐步实行"全额管理、定额补助、结余留用"的办法，将原来包工资的办法改为按编制床位或任务定额补助，医院增收节支的结余，可以用于改善医疗条件和职工集体福利以及个人奖励。这一政策上的变化对调动广大医务人员的工作积极性，激励医院增加工作量，缓解当时的"三难"——看病难、手术难、住院难，提高社会和经济效益起了重要的作用。

20 世纪 80 年代以来，由于财政实行"分灶吃饭"，卫生事业的管理体制也从集中统一领导转为中央"宏观指导、分级管理、地方为主、条块结合"的模式。各地财政和卫生部门根据各自卫生改革的实际情况和财力状况对国有医疗机构的财政补助政策进行改革与完善。但是由于各地经济发展和财力状况的不平衡，加上实行了不同的财政补助内容和方

式，各地财政对医疗机构补助的水平存在较大差异。一些经济欠发达地区，特别是贫困地区县、乡财政收支困难，很难保证卫生工作的开展和维持卫生机构的运营，造成城乡之间、地区之间卫生投入水平出现较大差距，卫生服务筹资的公平性降低。

该阶段卫生经济政策除对医疗机构的预算补助政策进行调整之外，还包括以下几方面政策调整。

（一）药品加成收入留用政策

随着政府对医疗机构补偿筹资政策的改变，药品加成收入变得越来越重要。它与高新医疗技术项目按成本收费政策一起成了这个时期医院补偿的主渠道。这导致医院收入中劳务收入偏低，药品收入过高。据统计，我国药品费用占医院业务收入的60%，占医院总收入的50%，占卫生总费用的40%。"以药补医"机制形成。

（二）对预防保健等公共卫生机构的预算补助政策

为了预防保健公共卫生机构费用全部由国家包下来的预算管理办法受到财政支付能力限制的问题，国家允许卫生防疫、药品检验机构开展的部分监督、检验业务实行有偿服务，所得收入全部留归单位用于发展事业和改善职工工作生活条件。

（三）税收政策

这个阶段的税收政策与20世纪80年代前基本保持一致。在1989—1991年还对医疗卫生事业单位举办其他免征所得税，鼓励多渠道筹资发展卫生事业。

（四）医疗保险政策

鉴于原有医疗保险政策难以适应经济体制改革的要求，党的十四届三中全会提出，要建立社会统筹和个人账户相结合的社会医疗保险制度。1994年国务院决定在江苏省镇江市、江西省九江市进行医疗保险制度改革试点。1996年试点工作又扩大到57个城市。试点的实践证明，实行社会统筹和个人账户相结合的医疗保险制度，对保障职工基本医疗，抑制医疗费用过快增长，发挥了积极的作用，是符合中国国情的，为在全国范围内建立城镇职工基本医疗保险制度积累了经验。

同时，由于卫生体制没有随着经济体制改革而改革，原补偿机制还是计划经济形式，没有实行医药分开经营等政策，从而筹资政策的变化激发了医疗卫生单位自主筹资的热情，自主筹资比例迅速上升，虽然政府卫生事业投入总量逐步增加，但政府投入占卫生费用的比重逐年下降，从20世纪80年代初期的30%下降到20世纪90年代的10%。随着以药品和高新医疗技术为医疗机构的补偿主要渠道，促使了药品的过度使用和浪费，全国医疗机构药品收入急剧上升了5.6倍，同期药品支出上升了6.5倍，医疗机构过多地依赖药品收入，对医疗机构经营行为产生负面影响，如开大处方、用进口、合资等贵重药品等不正之风的蔓延，推动医药费用迅速增长，给国家、企事业单位和居民个人造成沉重的经济负担，并对卫生服务系统的公平性、效率、质量以及发展的可持续性都提出了挑战。

三、我国现阶段的主要卫生经济政策

2009 年 4 月，中共中央、国务院发布了《关于深化医药卫生体制改革的意见》，主要内容是"一个目标、四大体系、八项支撑"，即达到"建立健全覆盖城乡居民的基本医疗卫生制度，为群众提供安全、有效、方便、廉价的医疗卫生服务，实现人人享有基本卫生服务"的目标。强调通过调整卫生经济政策，完善卫生系统的管理和运行机制，建设公共卫生服务体系、医疗服务体系、医疗保障体系和药品供应保障体系四大体系，加强和完善医药卫生管理、运行、投入、价格、监管、科技与人才、信息、法制这八项保障医药卫生四大体系有效运行的支撑。2012 年，党的十八大报告指出："坚持预防为主、以农村为重点、中西医并重，按照保基本、强基层、建机制要求，重点推进医疗保障、医疗服务、公共卫生、药品供应、监管体制综合改革，完善国民健康政策，为群众提供安全有效、方便价廉的公共卫生和基本医疗服务。"2013 年，党的十八届三中全会强调深化医药卫生体制改革，统筹推进医疗保障、医疗服务、公共卫生、药品供应、监管体制综合改革。提高人们健康水平，关键就在于进一步推进我国医疗卫生体制改革，而卫生经济政策在其改革中扮演着至关重要的角色。

（一）构建基本医疗卫生制度

基本医疗卫生制度可以概括为"一个大厦，四大梁"。"一个大厦"是人人享有基本卫生医疗制度，"四大梁"就是公共卫生服务体系、医疗服务体系、医疗保障体系和药品供应保障体系，四大体系的建设必须相辅相成，协调发展。

1. 完善公共卫生服务体系

公共卫生服务体系的完善，以基层医疗卫生服务网络为基础，该体系包括健全疾病预防控制、健康教育、妇幼保健、精神卫生、应急救治等专业公共卫生服务，同时要明确公共卫生服务的职能、目标和任务，以提高公共卫生服务和突发公共卫生事件应急处理能力，促进城乡居民逐步享有均等化的基本公共卫生服务等。

2. 完善医疗服务体系

完善医疗服务体系，并实现医疗卫生服务的均等化，必须坚持以非营利性医疗机构为主体，其他营利性医疗机构作为补充。在农村地区，应在人才培训、设备更新等方面完善各个医疗机构，健全以县级医院为龙头、乡镇卫生院和村卫生室为基础的农村医疗卫生服务网络。在城市地区，应发展和完善以社区卫生服务为基础的城市社区卫生服务体系。党的十八届三中全会《中共中央关于全面深化改革若干重大问题的决定》指出，社会资金可直接投向资源稀缺及满足多元需求服务领域，多种形式参与公立医院改制重组；允许医师多点执业，允许民办医疗机构纳入医保定点范围。

3. 完善医疗保障体系

完善医疗保障体系要坚持广覆盖、可持续的原则，以基本医疗保障为主体，其他多种形式的医疗保险为补充的体系，包括城镇居民基本医疗保险、城镇职工基本医疗保险、新型农村合作医疗等。《关于深化医药卫生体制改革的意见》提出"建立健全覆盖城乡居民的基本医疗保障体系""建立国家、单位、家庭和个人责任明确、分担合理的多渠道筹资机制，实现社会互助共济""城镇职工基本医疗保险、城镇居民基本医疗保险、新型农村合作医疗和城乡医疗救助共同组成基本医疗保障体系，分别覆盖城镇就业人口、城镇非就业人口、农村人口和城乡困难人群"。党的十八届三中全会《中共中央关于全面深化改革若干重大问题的决定》指出，要改革医保支付方式，加快健全重特大疾病医疗保险和救助制度，健全全民医保体系。医疗保障体系的建立、完善与统一，有利于改善医疗服务的可及性，减轻居民医疗负担，实现基本医疗服务的公平性。

4. 完善药品供应保障体系

建立以国家基本药物制度为基础的药品供应保障体系，切实保障人们安全用药。从2009年起，中央政府统一制定和发布了国家基本药物目录，并建立基本药物的生产供应保障体系，在政府宏观调控下充分发挥市场机制的作用，基本药物实行公开招标采购，统一配送，减少中间环节，保障群众基本用药的可及性、安全性和有效性。国家制定并管理基本药物零售指导价格，规范基本药物使用，制定基本药物临床应用指南和基本药物处方集。城乡基层医疗卫生机构应全部配备、使用基本药物，其他各类医疗机构也要将基本药物作为首选药物并确定使用比例，基本药物全部纳入基本医疗保障药物报销目录，报销比例明显要高于非基本药物，以减轻居民就医的药品承担。在药品生产流通环节，《关于深化医药卫生体制改革的意见》指出"严格市场准入和药品注册审批，大力规范和整顿生产流通秩序""发展药品现代物流和连锁经营，促进药品生产、流通企业的整合"。

（二）完善医药卫生体制

基本医疗卫生制度中的"八柱"分别指的是医疗卫生管理机制、运行机制、筹资投入、价格机制、监管机制、人力资源、信息技术、法制。只有完善各项体制才能保障医药卫生四大体系有效规范运转。

1. 完善医疗卫生管理机制

《关于深化医药卫生体制改革的意见》指出："所有医疗卫生机构，不论所有制、投资主体、隶属关系和经营性质，均由所在地卫生行政部门实行统一规划、统一准入、统一监管。"党的十八届三中全会《中共中央关于全面深化改革若干重大问题的决定》，再次强调深化基层医疗卫生机构综合改革，健全网络化城乡基层医疗卫生服务运行机制；加快公立医院改革，落实政府责任，建立科学的医疗绩效评价机制和适应行业特点的人才培养、人事薪酬制度。其中，公立医院改革是最重要也是最艰巨的。从社会经济政策的角度来看，公立医院改革的政策环境主要涉及供给、支付和监管三方面问题；这些问题主要涉及政府财政补偿和支付、卫生行政部门监管和医保基金监管和管办分开、多元化办医，以及公立医院管理体制改革等内容。公立医院改革将进一步转变政府职能，卫生行政部门主要承担卫生发展规划、资格准入、规范标准、服务监管等行业管理职能。

2. 规范医药卫生机构运行机制

在运行管理中，公共卫生机构收支全部纳入预算管理，并要建立灵活的用人制度。对于基层医疗卫生机构，《关于深化医药卫生体制改革的意见》指出："要严格界定服务功能，明确规定使用适宜技术、适宜设备和基本药物""建立能进能出和激励有效的人力资源管理制度""要明确收支范围和标准，严格收支预算管理，提高资金使用效益。要改革药品加成政策，实行药品零差率销售"等。对于公立医院，要以社会利益为标准，"建立和完善医院法人治理结构，明确所有者和管理者的责权，形成决策、执行、监督相互制衡，有责任、有激励、有约束、有竞争、有活力的机制"。

3. 完善政府卫生投入机制

完善公共卫生机构财政政策，公共卫生服务向城乡居民均等化提供主要通过政府筹资，专业卫生机构的人员经费、发展建设与业务经费由政府全额安排，而基本医疗服务由政府、社会和个人三方合理分担费用。为了有效减轻居民个人医疗卫生费用负担，政府要提高卫生投入占卫生总费用的比重，重点用于支持公共卫生、农村卫生、城市社区卫生和基本医疗保障。对于公立医院，在确保政府投入的基础上，要理顺医疗价格体系，积极探索多种形式的支付方式改革；在对公立医院的补偿上，《关于深化医药卫生体制改革的意见》提出，应"通过实行药品购销差别加价、设立药事服务费等多种方式逐步改革或取消药品加成政策，同时采取适当调整医疗服务价格、增加政府投入、改革支付方式等措施完善公立医院补偿机制"。针对长期形成的"以药补医"的不合理补偿方式，《关于深化医药卫生体制改革的意见》指出，要积极探索医药分开的有效形式，完善公立医院补偿政策，逐步调整公立医院补偿方式为财政投入与医疗服务收入两个渠道的补偿，同时要严格控制公立医院建设规模、标准和贷款行为。另外，《关于深化医药卫生体制改革的意见》还指出，要完善税收政策，公立卫生机构继续享受税、费优惠政策，但对非营利性医疗机构从事非医疗服务取得的收入，应按规定征收各项税收；非营利性医疗机构的药房分离为独立的药品零售企业，并按规定征收各项税收。

4. 完善医药价格形成机制

医药价格形成机制是卫生经济政策研究的一个重要领域，科学制定与管理医药服务价格有利于激励医疗服务提供者提供更为适宜的医疗服务，并能够减少卫生资源的浪费。政府作为医药价格的管理者，对非营利性医疗机构提供的基本医疗服务要提供必要的价格指导，对其他医疗机构实行自主定价政策。《关于深化医药卫生体制改革的意见》指出："中央政府负责制定医疗服务价格政策及项目、定价原则及方法；省或市级价格主管部门会同卫生、人力资源和社会保障部门核定基本医疗服务指导价格。基本医疗服务价格按照扣除财政补助的服务成本制定，体现医疗服务合理成本和技术劳务价值。不同级别的医疗机构和医生提供的服务，实行分级定价。规范公立医疗机构收费项目和标准，研究探索按病种收费等收费方式改革。建立医用设备仪器价格监测、检查治疗服务成本监审及其价格定期调整制度。"

5. 完善医药卫生监管体制

完善医药卫生监管体制，主要是规范相关卫生监督法律体系，如加快制定统一的疾病诊疗规范，健全医疗卫生服务质量监测网络等；加强对医疗保险基金各个环节的监控，积极探索实行按人头付费、按病种付费、总额预付等支付方式，加强商业健康保险监管，促进规范发展；对于药品的监管，必须在药品研究、生产、流通、使用、价格和广告各环节规范管理与监督。如加大重点品种的监督抽验力度、规范药品临床使用等。同时，要逐渐推进医药卫生监管的透明化、社会化。

6. 完善医药卫生人才保障机制

《关于深化医药卫生体制改革的意见》指出："重点加强公共卫生、农村卫生、城市社区卫生专业技术人员和护理人员的培养培训。制定优惠政策，鼓励优秀卫生人才到农村、城市社区和中西部地区服务"；对长期工作在基层的卫生技术人员给予职称、待遇等方面的优惠；完善全科医师任职资格和在岗培训制度，加强全科医学教育，完善标准化、规范化的临床医学教育，提高医学教育质量。同时，加强高层次科研、医疗、卫生管理等人才队伍建设；规范医院管理者的任职条件，逐步形成一支职业化、专业化的医疗机构管理队伍；构建健康和谐的医患关系有利于优化医务人员执业环境和条件，保护医务人员的合法权益，调动医务人员改善服务和提高效率的积极性。

7. 建立实用共享的医药卫生信息系统

《关于深化医药卫生体制改革的意见》提出，以推进公共卫生、医疗、药品等信息化建设为着力点，完善以疾病控制网络为主体的公共卫生信息系统，构建乡村和社区卫生信息网络平台，推进医院信息化建设；利用网络信息技术，促进城市医院与社区卫生服务机构的合作，积极发展面向农村及边远地区的远程医疗；党的十八届三中全会《中共中央关于全面深化改革若干重大问题的决定》指出，要充分利用信息化手段，促进优质医疗资源纵向流动。同时，建立和完善医疗保障信息系统，加快基金管理、费用结算与控制、医疗行为管理与监督、参保单位和个人管理服务等具有复合功能的医疗保障信息系统建设，建立和完善国家、省、市三级药品监管、药品检验检测、药品不良反应监测信息网络。

8. 建立健全医药卫生法律制度

目前，我国现有的医药卫生法律法规已难以适应新形势的变化。《关于深化医药卫生体制改革的意见》指出：必须加快推进基本医疗卫生立法，明确政府、社会和居民在促进健康方面的权利和义务，保障人人享有基本医疗卫生服务，同时加强医药卫生普法工作，努力创造有利于人们健康的法治环境。

（三）五项重点改革

2009年，为深入贯彻落实国务院对《关于深化医药卫生体制改革的意见》的精神，围绕"保基本、强基层、建机制"的要求，我国医药卫生体制改革开始着力推进医药卫生体制五项重点改革。第一项是建设基本医疗保障制度，使基本医疗服务全面覆盖城乡居民；第二项是初步建立国家基本药物制度，建立比较完整的基本药物遴选、生产供应、使用和医疗保险报销的体系，保证群众基本用药的可及性、安全性和有效性，减轻群众基本用药费用负担；第三项是健全基层医疗服务体系，加快建设农村县、乡、村医疗卫生服务网络和城市社区卫生服务机构；第四项是促进基本公共卫生服务均等化，向城乡居民统一提供疾病预防控制、妇幼保健、健康教育等基本公共卫生服务；第五项是推进公立医院改革，全面改革公立医院管理体制、运行机制和监管机制，积极探索政事分开、管办分开的有效形式。十八届三中全会决定：要深化医药卫生体制改革，统筹推进医疗保障、医疗服务、公共卫生、药品供应、监管体制综合改革。深化基层医疗卫生机构综合改革，健全网络化城乡基层医疗卫生服务运行机制。加快公立医院改革，落实政府责任，建立科学的医疗绩效评价机制和适应行业特点的人才培养、人事薪酬制度。完善合理分级诊疗模式，建立社区医生和居民契约服务关系。充分利用信息化手段，促进优质医疗资源纵向流动。加强区域公共卫生服务资源整合。取消以药补医，理顺医药价格，建立科学补偿机制。改革医保支付方式，健全全民医保体系。

第七章　信息不对称视角下的全民医保伦理审视

信息已成为当今社会发展最重要的力量，但现实社会中完全信息是不存在的，信息不对称将导致博弈中信息劣势方利益受损，社会整体的效益也不高。要保证各方信息沟通、减少信息不对称危害、实现交易，需要建立良好的信息传递、甄别和激励机制。在医疗保险领域，完全信息亦不存在，医生、患者、保险在信息不对称的条件下，经过多次双方交叉博弈后，不仅各方自身利益没有得到预想的提高，还使医疗保险制度整体利益受损。本章对医疗保险领域不对称信息的分析主要围绕逆向选择和道德风险两大卫生经济伦理的难点展开。全民医保被认为是新医改方案的最大亮点，全民医保的改革理念和改革方向，是解决百姓看病贵，乃至看病难的最根本、最有效的途径，然而，我国在迈向全民医保的过程中，时常不同程度地陷入伦理困境，分析全民医保的伦理困境及寻求防范措施，势在必行。

第一节　解读信息不对称

信息不对称产生的根源在于社会劳动分工的出现，尤其是跨国界的专业分工，分工导致某一领域的专业信息难以被其他领域的人获取。对信息不对称理论的研究已成为当代经济学的热点课题。

一、信息不对称产生的历史背景

经济学界对伦理问题的关注由来已久，早在 1759 年，"现代经济学之父"亚当·斯密就已经公开出版了《道德情操论》，并获得社会好评。斯密用同情的基本原理来阐释正义、仁慈、克己等一切道德情操产生的根源，说明道德评价的性质、原则以及各种美德的特征，并对各种道德哲学学说进行了介绍和评价，进而揭示出人类社会赖以维系、和谐发展的基础，以及人们的行为应遵循的一般道德准则，认为市场经济应该是一个讲求道德的经济。

劳动分工能够提高生产效率、增加社会财富。随着市场经济的发展，当今各国正在享受国际分工带来的财富增长。但是越来越细化的社会分工也有其负面影响：对每一个行业来说，专家和非专家所具有的知识差距越来越大，同一行业的两位专家都完全有可能无法理解对方的专业知识。而在市场这个大环境中，专家和非专家都必须加入其中，市场的一方是专家，另一方是非专家，他们之间在信息和知识上的差距越来越大。同时，人作为复杂的社会个体，立足于社会的关键之处在于能够合理维护自身利益，这使得个人在工作或生活中隐蔽自身的一些信息（如身体状况、感情波动以及消费偏好等），以消除不利信息的披露对自己的损害。以上问题可用"信息不对称"这一经济学专有名词概括。目前，信息不对称下人们行为的伦理考量，已成为经济学科的一个重要的分支。

信息经济学以信息不对称为研究的出发点，从学科体系的形成到现在虽然只有 40 多年，但对信息及包含的伦理问题分析已成为经济学的重要组成部分。许多学者和教授都对信息不对称进行过探索或专门研究，其中，因为在信息不对称方面的直接或间接贡献，而荣获诺贝尔经济学奖的有：肯尼斯·阿罗、乔治·斯蒂格勒、詹姆斯·莫里斯、威廉·维克里、乔治·阿克洛夫、迈克尔·斯彭斯、约瑟夫·斯蒂格利茨。目前，信息不对称的研究呈现出研究领域广、发展速度快、应用价值大的特点，从信贷市场利率的确定到国际贸易中的保护主义、从劳动力市场工资额的分配到股东与经理人间的契约设计、从旧货市场卖方的选择到拍卖活动中竞标规则的差异等，并逐渐扩展到卫生领域，就医疗保险而言，信息不对称的研究涵盖了逆向选择、信号传递、信息甄别、道德风险等多方面。

二、信息不对称基本理论

根据信息掌握在谁的手中，可将信息分为两类：一是公共信息，指人人都能观察到或能够掌握的信息；二是私人信息，在订立契约或契约执行过程中，有些信息是一方知道而另一方不知道的。私人信息的存在使一部分人比别人拥有更多的信息，行为人之间的这种信息占有上的不同称为信息不对称。

信息的不对称性可以从两个角度划分：一是不对称发生的时间；二是不对称信息的内容。从不对称发生的时间看，不对称性可能发生在当事人签约之前，也可能发生在当事人签约之后，分别称为事前不对称和事后不对称。研究事前不对称信息博弈的模型称为逆向选择模型，研究事后不对称信息的模型称为道德风险模型。从不对称信息的内容看，不对称信息可能是指某些参与人的行动，也可能是指某些参与人的知识。研究不可观测行动的模型称为隐藏行动模型，研究不可观测知识的模型称为隐藏知识模型或隐藏信息模型。本节所指信息不对称，主要以不对称发生的时间定义下的事前逆向选择与事后道德风险为研究对象。

信息不对称问题的研究通常借助委托代理理论，在信息经济学或激励理论研究中，通常根据交易双方谁拥有私人信息来进行区分，拥有私人信息的一方常常被称为"代理人"，而处于信息劣势的一方则被叫作"委托人"，双方形成委托代理关系。信息经济学的所有模型都可以在委托代理框架下分析。如果委托人不能完全监控代理人行为，代理人有做出不诚实和不受委托人欢迎行动的倾向，即较委托人预期，代理人更少努力。

第二节　我国医疗保险制度的发展与方向

医疗保险制度是我国医药卫生系统的重要组成部分，我国医疗保险制度的发展进程与我国经济体制的模式息息相关。新一轮医药卫生体制改革的启动，明确了我国医疗保险制度未来发展的方向是全民医保，这对保障公民的健康权利起了积极作用。

一、我国医疗保险制度发展进程

医疗保险制度是我国医药卫生系统的重要组成部分，医疗保险发展的健康与否直接关系到医疗卫生产业的发展和人们健康水平的提升。我国医疗保险制度的发展进程与我国的经济体制所选择的模式息息相关，在计划经济时期，医疗保险坚持三大支柱，覆盖到城乡居民不同的目标群体：以企业福利基金为主要经费来源的劳保医疗制度；保障行政事业单位工作人员和高校学生的公费医疗制度；集体经济条件下互助互济的农村合作医疗制度。随着改革开放，市场经济体制逐步取代计划经济体制的主导地位，劳保、公费、农村合作医疗无法适应市场经济的发展要求，医疗保险覆盖率下降、卫生经费增长迅速、保障基金筹资困难、各方满意度不高的弊端逐渐显现。

在城镇，为从根本上解决劳保、公费医疗制度的弊端，1994年"两江"（江西九江、江苏镇江）试点建立社会统筹和个人账户相结合的医疗保险制度；1998年国务院发布了《国务院关于建立城镇职工基本医疗保险制度的决定》，标志着在我国实施了近半个世纪的公费、劳保医疗制度被新的职工基本医疗保险制度所取代；2007年国务院试点城镇居民基本医疗保险制度，逐步覆盖全体城镇非从业居民。在农村，传统合作医疗的解体使农民不得不转向自我保护，且抗风险能力降低，2002年中共中央、国务院下发了《关于进一步加强农村卫生工作的决定》，标志着个人、集体和政府多方筹资，以"大病统筹"为主的农民医疗互助共济制度的建立。如针对弱势群体中患病人群的城乡医疗救助制度全面推行；商业健康保险的补充医疗保险产品创新能力和经办服务能力逐步增强。上述医疗保险制度的建立与健全是与我国经济社会发展、人们对健康的新需求相适应的，并带来了有益结果：提高了城乡居民抵抗疾病风险损失能力，降低了婴幼儿及孕产妇死亡率，延长了人均期望寿命，提高了劳动者生产率，维护了社会的稳定发展。

二、我国医疗保险发展的新方向 —— 全民医保

（一）学者眼中的全民医保

2009 年新医改最终方案出台前，国内学者就"全民医保"做了一定的理论探讨。虽然有部分人从政府通过财政税收履行筹资主体责任，医疗服务供方从直接提供基本医疗服务角度考虑，认为"全民医保是全民基本医疗服务"，但大多数学者的观点是"全民医保是全民医疗保险"，即利用第三方付费模式，在医疗服务供方与需方之间搭建桥梁，实现医疗保险费用筹资、支付、管理的专业化，政府的职责主要在于对贫困者进行补贴，以保障社会公平。

新医改方案参与人之一的顾昕认为，"所谓全民医保，就是全体国民享受充分的医疗保障，亦即人们在看病治病时一般只需支付 20% 的费用，而医保机构通过各种方式筹集至少 80% 的医疗总费用，……可采取'德国模式'的社会医疗保险制度实现全民医保，通过强制参保体现个人责任，政府对农民、城乡贫困人群、其他特殊人群参保提供补贴"完善城镇职工医保、巩固新型农村合作医疗、拓展城镇居民医保，是通向全民医保之道。北京大学教授刘继同提出构建全民医保的原则是"一个制度、多种标准"，所谓"一个制度"是指重新整合、重组各种医疗保障制度，将其统一为一个基本医疗保险制度。"多种标准"是指根据全国各地经济发展情况，特别是不同社会群体的收入状况和生活水平，设计多种不同的基本医疗保险基金的缴费标准，以便将所有国民都纳入一个基本医疗保险制度范围当中，从而形成全民性基本医疗保险制度框架，实现健康平等和健康公平目标。

（二）新医改明确"全民医保"

随着 2009 年新医改方案的公布，各方对"全民医保"定义的把握也逐渐趋向一致。《中共中央国务院关于深化医药卫生体制改革的意见》和《医药卫生体制改革近期重点实施方案（2009—2011 年）》明确了"加快建立和完善以基本医疗保障制度为主体，其他多种形式补充医疗保险和商业健康保险为补充，覆盖城乡居民的多层次医疗保障体系""城镇职工基本医疗保险、城镇居民基本医疗保险、新型农村合作医疗和城乡医疗救助共同组成基本医疗保障体系，分别覆盖城镇就业人口、城镇非就业人口、农村人口和城乡医疗救助人群"。由此可见，新医改方案所指的"全民医保"与学者们在新医改前定义的有些许异同，"全民医保"应是"覆盖城乡居民的多层次医疗保障体系"，其主体是基于城镇职工基本医疗保险、城镇居民基本医疗保险、新型农村合作医疗和城乡医疗救助共同组成基本医疗保障体系，除此之外还应有"其他多种形式补充医疗保险和商业健康保险为补充"的体系。针对我国的具体实际和新医改的要求，迈向全民医保应该做到：①通过整合，建立城乡一体的基本医疗保障制度。②建立特殊人群的医疗保险。③基本医疗保障之外的需求交由商业医疗保险解决。

第三节　信息不对称视角下的全民医保伦理困境

医保，是新医改方案提出的重要目标，但要实现这一目标，还有诸多困难。卫生投入不足，管理体制不健全，都会使目标难以实现，而信息不对称下的逆向选择和道德风险问题，更是实现全民医保的两大突出而常见的伦理问题，值得探讨。

一、逆向选择难以提高医疗保险的覆盖率

实现全民医保最主要的标志当然是提高医疗保险的覆盖率，或者说，提高全民的参保率。但卫生领域的逆向选择行为将使医疗保险的覆盖率大打折扣。

"逆向选择"这一经济学术语的出现，最早见于1970年阿克洛夫在《经济学季刊》上发表的一篇经典论文。文中指出由于信息不对称，在二手车市场里，买方只能从统计数据中了解平均的商品质量，并以此确定商品价格，而不能判断卖方出售的单个商品质量，这就"激励"了卖方出售劣质的商品给买方，于是导致高质量商品退出市场、商品平均质量下降和市场规模缩小。在医疗保险市场，保险人与被保险人之间信息不对称更为突出，逆向选择更加常见。相对于一般人群，拥有更大损失风险的人群对保险会有更高的需求意愿，造成医疗保险市场高风险者"驱逐"低风险者。在我国，逆向选择已成为医疗保险领域一个十分常见而突出的问题，直接影响到医疗保险覆盖率的提高。

（一）我国医疗保险领域逆向选择的表现

在信息经济学视角下，逆向选择发生在保险人与投保人签订保险合同之前，是医疗保险领域的首要问题。从我国医疗保险发展的现状看，无论是新型农村合作医疗还是城镇居民医疗保险，都没有在法律的框架下形成强制性参保的约束，因而引发了逆向选择——高风险者积极参保、低风险者部分退出，这在很大程度上降低了新农合基金和居民医保基金的抗风险能力；即使在城镇职工医疗保险领域，虽然《劳动合同法》规定用人单位有义务为劳动者购买职工医疗保险，但实际执行的效果却不好，部分民营企业只选择高风险员工参保，或是全体员工都不参保，显而易见，这也造成了逆向选择。另外，在我国的商业健康保险市场，即便健康险包含了销售人员的核保、体检医师的核保、生存调查、核保人员的核保四重环节，并需要参考被保险人的年龄、财务、体格、病史等风险因素，但是受交易成本约束和保险公司盲目扩张业务的影响，上述核保程序往往形同虚设，逆向选择在商业健康保险亦有发生。

根据2008年国家卫生服务调查结果显示，我国仍有12.9%的人是无社会医保者，而且未参保者以身体健康的农民工和未成年人为主，参保人群中高风险者占据较大比例，逆

向选择的风险很高。逆向选择对高风险和低风险投保人都有不良影响，与之前高风险者少量存在的情况相比，低风险者此刻的状况将变得更加糟糕；同时，与之前低风险者大量存在的情况相比，高风险者此刻的状况也将变得更加糟糕。而保险人的利益也会受损，与期望选择更多低风险者的初衷相违背，其得到的是一大群高风险者，逆向选择下保险人会因高风险者过多、疾病发生率剧增而导致资金入不敷出，甚至破产。

（二）我国医疗保险领域逆向选择成因分析

1. 医保制度缺乏法律的强制性约束

享有健康保障是人的一项基本权利，公民的这种权利已得到《宪法》《民法通则》《世界卫生组织组织法》等法律和法规的确认，但从国际经验可知，要更好地维护公民的健康保障权利，还需要具体的、有针对性的医疗保险立法来保证投保人的规模，以有效发挥多数法则的积极作用，解决逆向选择的困境。

发达国家很早就开始了医疗保险领域的立法。德国在 1883 年就颁布了《疾病保险法》，标志着世界上第一个建立社会医疗保险制度的国家的诞生，再辅以商业医疗保险，整个德国有 99.8% 的人得到了合理的医疗保障；日本沿袭德国的模式，于 1922 年通过了《卫生保险法》，这也是亚洲的第一部社会保险法律，之后又颁布和修改了相关法律，现在日本参加医疗保险的人占总人口的 99.5%；英国颁布了《国家卫生服务法案 1946》，规定非营利性医院收归国有、医生成为政府的雇员、政府以税收补偿医疗服务费用、所有公民都能得到免费医疗。另外，泰国、波兰、墨西哥等国亦颁布了国家级的医疗保险法律。

由于受我国现代社会医疗保险制度的实施时间较短、牵涉的利益团体复杂、人口流动大、医疗行业整体素质不高等约束，我国的医疗保险呈现出立法不健全、立法层次低、法律实施的机制不健全等特点，相关立法仅停留在各类决定、通知、意见等行政法规条例上。一方面，对有关职能部门和地方政府的约束力不够，造成了许多医疗保险改革政策得不到很好的落实，客观上不能保证医疗保险的覆盖率；另一方面，"自愿原则"下的健康人群，把参加基本医疗保险看作自己的事，而不是当作一项公民的责任和义务，部分年轻人、疾病风险低者会选择不加入（并不会受到法律的制裁），即主观上降低了医疗保险的覆盖率。

2. 医保制度之间的衔接困难

受城乡二元结构和经济发展水平的影响，我国医疗保险制度设计主要从人群结构出发，缺乏总体规划，城镇职工、农民、城镇居民被纳入不同的制度范围，险种之间无法有效衔接。当前，城镇职工和居民基本医疗保险由劳动保障部门管理，新型农村合作医疗由卫生部门管理，社会医疗救助由民政部门管理。多部门管理造成管理界限混淆，管理效率不高，同时增加了管理难度，对参保人的转移续接造成不利影响，不适应城乡一体化、人口流动性和全民医保发展的要求。

截至 2007 年底，参加职工医保的职工人数为 13 420 万人，仅占当年城镇就业人员

（29 350 万人）的 45.7%。而由于全国绝大部分地区没有将就业且没有参加职工医保的灵活就业人员覆盖在内，即余下的 54.3% 的城镇就业人员不被城镇居民医疗保险所覆盖，属于无医保人群，这既反映了政府的消极应对，也源于企事业单位对自身利益的考虑。对于未成年人参加城镇居民医保，许多城市如广州的要求是，"具有本市户籍的学龄前儿童及未满 18 周岁的其他非在校人员"。由此可知，外来人口的子女在学龄前是不能加入广州社会医保的。于是，外来家庭举家来广州等城市，极有可能出现父母是灵活就业人员而无社会医保，小孩是外来户籍也没有社会医保的现象。

3. 医保缴费及政府补贴机制有失公平

逆向转移支付是指中央和地方的财政补贴更多地使非贫困人口受益。依据《关于巩固和发展新型农村合作医疗制度的意见》的规定："2009 年，全国新农合筹资水平要达到每人每年 100 元，其中，中央财政对中西部地区参合农民按 40 元标准补助，对东部省份按照中西部地区的一定比例给予补助；地方财政补助标准要不低于 40 元，农民个人缴费增加到不低于 20 元。"显然，在新农合的缴费中，政府的初衷是通过转移支付，以资助贫困人口，使贫困人口受益。然而，在具体实施过程中，由于参加合作医疗是自愿的，农民必须在报名参保并自己交纳了合作医疗费用后，才能得到中央和地方政府的资助。农村中的贫困者，因为不能支付自己的 20 元合作医疗费用而无法得到中央或地方政府给予的补助。能参加新农合的是农村中相对富裕的人群，其也就更有可能享受政府提供的补贴以及相应的医疗保障，这在客观上形成了富人既富又有医保，穷人越穷越没有保障的局面。

在城镇职工医保的实施过程中，部分地区规定灵活就业人员可以参加城镇职工医疗保险，除了自己负担一部分，企业还需缴纳大部分保费，而以上人员往往既是社会中的低收入阶层，又在劳动密集型的单位工作。因此，即使自己愿意负担属于自己缴纳的那部分费用，更大的问题在于企业是否具备良好的社会责任和足够的资金去承担大部分保费。实际情况是，我国的多数企业没有这么做，而且政府也没有补贴企业的这部分保费，最终制度实施后，没能参加城镇职工医疗保险灵活就业人员依然如前。此处的逆向选择可被视为政府、企业、灵活就业人员三方间的博弈，首先，政府责任从职工医保脱身；其次，企业在外部监管不力的条件下减少了一笔较大开支；最后，灵活就业人员作为博弈劣势方没有参加城镇职工医保（无论他们身体状况是好是差），这实质降低了城镇职工医保的覆盖面，没有"广覆盖"，大数法则效用也就大打折扣，最终也损害了城镇职工医保良性运转。

4. 医保制度之间的待遇差别

我国社会医疗保险制度坚持的是权利与义务对等原则，统筹基金量入为出，缴费水平的高低直接决定了保障待遇水平。城镇职工主要以企业单位缴费为主，城镇居民和农民则以个人缴费为主，没有就业的居民和农民在缴费能力上明显低于有收入、有雇主的城镇职工，因此在保障待遇上差异明显。一旦家庭成员加入报销待遇相对高的险种，就会降低家庭内其他成员参与待遇相对低的医保意向。

目前，虽然在制度上逐渐实现了医保的覆盖，但是参保人员个人医疗费用负担仍然较重，看病贵、看病难尚未得到有效解决。以广州为例，城镇职工医保与城镇居民医保在补偿比例上有较大差距，而新农合的补偿比例尤其是对三级医疗机构的住院补偿明显较低。不同制度体系形成的保障水平差异，直接影响到社会公平，这就降低了城镇居民和农村居民的参保积极性，少数城镇居民会冒名使用家庭内职工医保卡；经济条件好、身体健康的农村居民则会选择参加商业医保或自保，使新农合基金高风险者比例上升，对基金的稳定运行形成了一定的风险。

此外，新农合和大部分的城镇居民医保主要是为了解决人们的大病风险，而对门诊报销较少或根本不将门诊纳入医保报销范围，这种"保大不保小"模式的后果是：对于低疾病风险者（参加 1 年或以上医保），在一年内的几次小病得不到门诊的报销，而其患大病的概率实在太小由此也不能享受住院报销，于是在没有任何实惠下，低疾病风险者会选择退出医保。此时，逆向选择带来了医保中高风险者比例上升，医保基金的出险概率增加，新农合和城镇居民医保将面临可持续发展的难题。

二、道德风险使全民医保发展受挫

肯尼斯·阿罗在 1963 年发表的经典论文《不确定性与卫生保健的福利经济学》开创了医疗保险领域信息不对称及道德风险问题的研究，文章指出：医疗保险市场与完全竞争性市场不同，由于一方面医方较患方掌握更多的医疗技术、治疗效果、价格的专业信息；另一方面医方拥有双重代理人身份（既作为保险人的代理人又作为投保人的代理人），有限理性人的医方做出有利于自身的行动，诱导患者使用昂贵的治疗、私人护理、更频繁的治疗次数、非必需的服务等。

（一）医疗保险领域道德风险的表现

根据信息经济学的解释，在订立契约或契约执行过程中，有些信息是一方知道而另一方不清楚的，拥有私人信息的一方常常被称为代理人，而处于信息劣势的一方则被叫作委托人。如果委托人不能完全监控代理人行为，代理人有做出不诚实和不受委托人欢迎行动的倾向，被称为道德风险。在社会保障领域，也存在着广泛的道德风险，其中，发生频率最高、分布最广、造成损失最大而又难以有效控制的当属社会医疗保险。

我国的社会医疗保险系统主要由保险人（社会医疗保险机构）、被保险人（患者）、医疗服务供方（医疗机构及药店）以及政府组成，是一种四方三角关系。由于各方都有自己的利益考虑，追求的目标不尽相同，如保险人要维持医疗保险基金的平衡、被保险人目标则是健康收益最大化、医疗服务供方寻求经营收入的最大化，于是各方有意无意地隐藏对自己有利的信息，从而出现各方之间的信息不对称。信息不对称形成了多重委托代理关系，其中，与道德风险困境发生直接相关的有：①保险人——被保险人委托代理关系；②被保险人——医方委托代理关系；③保险人——医患委托代理关系；④被保险人——保险人委托代理关系。由于我国社会医疗保险体系的特殊性和复杂性，道德风险困境已成为我国医疗保障制度改革的绊脚石，推动了我国卫生费用急剧上涨。2009年我国人均卫生费用为1 289元，与1995年178元相比，增长了6.24倍；人均卫生费用的增长也明显超过人均GDP的增长。卫生费用的高涨对医保基金的稳定和卫生资源的有效分配都有不利影响。

（二）我国医疗保险领域道德风险成因分析

①被保险人为了获得高补偿额，过度需求医疗服务。在加入医疗保险后，被保险人（患者）对自己疾病预防、疾病状况、治疗方法等信息的掌握要高于保险人，极易形成过度需求，即投保人消耗了非必需的或过量的医疗资源，使得医保基金需求量超过供给量，保险人基金支付负担加重。

②如果引入医疗保险制度，医疗保险机构支付部分费用，个人自付价格下降，此时投保人所付费用成本远低于服务的全部成本，在需求曲线上，投保人的均衡点将选择在自付成本线与边际收益曲线的交点，此时医疗需求就会大于实际需求。

兰德健康保险实验中，研究人员曾设计了五种保险计划自付率为0、0.25%、50%、95%、门诊年内自付150美元。研究显示，自付率高的人较少看医生，支出的医疗费用也相对较少，完全免费（0自付率）的人医疗服务利用率最高、医疗费用消耗也最高，其中1年内任一服务的利用率较95%自付率时增加了19.1%，增幅为28.2%；1年内任一住院利用率较50%自付率时增加了3.1%，增幅达43.1%；1年内发生医疗费用较95%自付率时增加了210美元，增幅为38.9%，这说明在花别人钱的时候个人的需求趋向非理性，呈现道德风险。

随着全国范围内的基本医疗保险筹资水平的提高，保障范围的进一步扩大，投保人获得的报销比例也有了一定的提高，甚至在某些经济发达地区出现了近似于免费医疗的保险制度。如广州市番禺区城镇职工医保对住院、门诊特定项目以及家庭病床的补偿比例都在90%以上。患者在享受统筹基金报销之前，虽然要负担一定的起付线费用，但为了获得住院补偿，即使是小病，部分患者也有动机将小病"主动转化"为大病，因为起付线以上的统筹基金报销比例（90%~98%）确实很诱人。

③供方为了提升额外收入水平，增加诱导需求量，被保险人（患者）由于医学专业知识的缺乏，在接受医疗检查、治疗时，相对于医方处于信息的弱势地位。在专业信息优势的条件下，医方对患者的需求能产生极大的影响。为了追求自身利益，代理人（医方）容易诱发患者选择大处方、不必要的检查、重复治疗等非必需的医疗服务，被称为供方诱导需求，供方诱导需求被认为是不被观察且不道德的行为。

在一般性竞争市场上，买卖双方信息完全，商品的价格与数量会相对均衡，即在价格过高时，供方会增加供给量，市场竞争机制发挥作用，抑制商品价格。但信息不对称的医疗市场，增加医生数量、提高医生占总人口比重，并没有达到抑制医疗价格的目的，反而促进了医疗服务利用率和价格的上涨。最初由美国学者研究证实的"只要有病床，就有利用病床的人"罗默法则也同样在我国适用。相较于发达国家，发展中国家包括我国，患者在供方诱导需求面前要承受更大的压力。因为一方面我国的患者对医生的专业知识了解较少；另一方面，大部分的卫生费用要靠患者个人支付，对于重病患者和家庭（尤其是贫困人口）会是不小的压力。

根据埃文斯理论，医生作为一个追求效用最大化的医疗服务供方，其效用函数表示为：$U=U（Y，W，D）$。其中 $Y=$ 医生净收入（正效用），$W=$ 医生工作时间（负效用），$D=$ 医生诱导需求的心理成本（负效用）。这一函数表明，医生在诱导需求不断增加的情况下，其心理成本也会增加，如果在不延长医生工作时间的情况下，诱导需求额外收入能够抵消心理成本，将有利于医生整体的效用函数提升，医生会增加诱导需求行为。而由于我国的补偿机制和社会医疗保险制度都还不是很完善，卫生机构的业务收入与事业收入占据了医方收入来源的大部分，而政府补贴较少，2009 年有关部门统计数据显示，各类卫生机构87.1% 的收入源于本单位的业务和事业经营，政府财政补助捉襟见肘。于是，按项目付费方式也成为各类医疗机构最常采用的补偿方式，为补偿自身的低医技收入，医方向患者提供大处方、非必需药品的动机就会强烈，此时，医方通过诱导需求获得的额外收入抵消了心理成本及在此过程中增加的时间成本。在我国，医院药品收入在业务收入中的比重很大，总体在四成以上，以综合医院出院病人药费为例，人均药费逐年增加、药费占医疗费的比重较大，而发达国家药品占卫生费用的比重很小，经合组织（OECD）国家平均为 20%，2005—2006 年间哈尔滨医科大学附属第二医院天价医疗费事件和深圳市人民医院天价医疗费事件即是对供方诱导需求的佐证。

（三）医患为了维护共同利益，合谋发生欺诈行为

医方诱导需求有时也会得到患者默许或积极支持，只要患者能从与医生的共同行动中获得利益，这时的医患共为代理人，合谋"对付"保险人以最大化消耗医疗资源，被称为医患合谋。大部分医患合谋的发生源自"第三方付费"模式，投保人在患病时获得补偿额，其消费动机增强，使原本不需要的服务转化为需求，同时医方为增加自身的收益，就会为被保险人提供非必需、过度的医疗服务。

医患合谋本质上是保险欺诈行为，已严重威胁到我国医疗保险基金的安全。例如，我国城镇职工医疗保险设置个人账户，最初目的是明确个人在医疗保险的责任、约束不合理的医疗消费和对医疗费用的支出进行控制，以增强个人的费用意识。但在实际操作中，个人账户不能区分医疗需求敏感人群和不敏感人群，形成"无病的人不需要，有病的人不够用"。这也诱导了部分人与医疗机构和药店合谋，利用个人账户的资金购买营养保健品、日用百货，最终损害了社会医疗保险的互助共济功能。

在住院服务中，存在着"冒名住院"和"挂床住院"等医患合谋现象。冒名住院是指没有参加医疗保险的病人为了使其住院费用能够报销，在入院的时候使用参保人的医疗保

险卡及其姓名进行登记，假冒参保人的身份报销其所发生的医疗费用。挂床住院是指病情较轻而未达到住院标准的参保人员在医院开设床位住院，医院为其出具病历，但病人实际没有住院。冒名住院、挂床住院的患者占据了大量的、非必需的医疗资源，而导致急需医疗救治的患者得不到足够的医疗资源。关于医患合谋，争议的一大热点是 2009 年神木县实施的"全民免费医保"。全民免费医疗带来患者医疗需求剧增，但相应的卫生资源还不能满足，因此，就有了医生"帮助"患者住院而收受红包、轻度症状患者长时间占据病床、重症患者得不到及时治疗等现象的出现，医保基金不能发挥应有的功能。"小病患者不想出院，大病患者住不进院"的状况也使部分人对全民免费医疗可持续开展产生疑问。

（四）保险人为了套取基金出现败德行为

保险人在技术实务、经营管理、保险专业知识等信息上拥有垄断地位，投保人要获得这些信息要付出很大的机会成本。在担保人—保险人委托代理关系中，保险人容易出现官僚主义和故意不履行责任的败德行为，不仅损害基金的安全，最终还是对投保人合法权利的践踏。

医保基金的管理涉及基金筹集、分配、使用、投资等环节，任何一个环节出现败德行为，都能威胁到医保基金的有效运作。我国的新型农村合作医疗（简称"新农合"）制度实施至今，虽然取得了一定的成就，但基金管理不善依然严重制约着新农合的可持续发生。新农合"套资"事件常常见诸媒体，由于财政拨款方式的缺陷，个别地方政府有可能通过垫资（为没有加入合作医疗的农民垫付资金）或虚报合作医疗人数，以套取（上级拨款到位后，抽出已垫付的资金）中央政府的资金。

此外，我国社会医疗保险基金结余率高的问题也令人深思，根据相关部门公布的数据，再进一步测算，2008 年新农合基金年结余额 123 亿，当年结余率 15.7%，累计结余额 204 亿元，累计结余率为 26.0%；城镇职工和居民医保基金 2008 年合计结余额 956 亿元，当年结余率 31.4%，累计结余额达 3 432 亿元，累计结余率达 112.9%。高基金结余率既会刺激医保基金违规使用，也会降低社会医保的应有的保障功能。在信息不对称的影响下，个别政府机构（工作人员）的败德行为严重破坏了国家的利民医保政策，造成投保人合法的健康权相应受损。在 2002 年发生的"全国首例医保纠纷案"中，作为被告人的某地保险机构就出现了设计晦涩难懂的医保条款、对基本医保目录做随意解释、误导投保人使用自费药品等违规行为，部分省市的医保报销程序烦琐复杂、没有实行即时补偿，也直接影响到投保人的利益。

第四节　防范全民医保陷入伦理困境的对策

　　医疗保障是现代社会最基本的、独立的人权，它是人类社会化大生产和市场经济条件下维持生存发展和人格尊严的必然要求，体现了社会正义，促进了社会发展。如前文所述，与信息不对称有关的伦理困境阻碍了医保参保率的扩大、威胁到基金的稳定、导致医疗费用的不合理上涨、加剧了地区间及保险制度间的不公平待遇等，如果这些问题得不到及时有效的解决，最终会减缓我们向全民医保迈进的步伐，为促进全民医保的早日实现，规避我国医疗保险领域的信息不对称将显得尤为关键。

一、继续扩大医保覆盖面，保证健康权利的普遍享有

　　逆向选择带来的最主要危害是医疗保险难以维持一定的覆盖面，而且所能覆盖的人群中高风险者比例较大，这与每个人必须享有卫生保健服务而没有经济或其他障碍的"普遍享有"原则相违背。因此，继续扩大基本医疗保险的覆盖面是我国全民医保必须迈出的第一步，也是规避逆向选择最重要的措施。具体建议如下。

（一）加强相关立法建设

　　我国的基本医疗保险自开展以来，一直缺乏具有权威性、强制性的立法，导致政府部门对医保政策的理解不够与执行不力，低风险人群在没有强制参保的约束下会出现主观意愿的逆向选择。而与此同时，发达国家及部分发展中国家为更好地维护公民的健康保障权利，都制定了有针对性的、国家级的医疗保险法律。为此，加强基本医疗保险领域的相关立法建设已成为亟待解决的问题。

　　令人欣慰的是，《社会保险法》于 2011 年 7 月 1 日起正式实施，该法案在一定程度上决定了我国人口能否真正享受经济社会发展的基本成果，在维护社会稳定、促进经济发展、保持社会公平、增进国民福利等方面有着重要意义。虽然《社会保险法》只部分涉及基本（社会）医疗保险，但不乏亮点，第二十三条规定："职工应当参加职工基本医疗保险，由用人单位和职工按照国家规定共同缴纳基本医疗保险费。"第二十五条规定："城镇居民基本医疗保险实行个人缴费和政府补贴相结合。"在法律上明晰了社会、个人、政府等各方的责任。第九十五条规定："进城务工的农村居民依照本法规定参加社会保险。"第九十六条规定："征收农村集体所有的土地，应当足额安排被征地农民的社会保险费，按照国务院规定将被征地农民纳入相应的社会保险制度有利于维护公民参加社会医疗保险的合法权益，符合统筹城乡的要求。随着我国医疗保障制度的进一步发展，未来社会医疗

保险的立法方向可以从《社会保险法》中独立出一部社会医疗保险法，并将公民参加社会医疗保险强制化，以实现社会医疗保险的全覆盖。

（二）促进医保制度间的筹资与待遇公平

基本医疗保险的全覆盖是实现全民医保的手段而不是目的，全民医保真正要解决的是投保人在筹资和待遇上的不公平，制度的不公平更增加了投保人的负担，全覆盖下的基本医疗保险最终只是让部分人享有。因此，不仅要实现基本医疗保险制度的全覆盖，还要实现投保人在筹资及待遇上的公平享有。

一是在逐步提高基本医疗保险筹资水平的同时，合理分配政府补助。新医改中《关于深化医药卫生体制改革的意见》明确提出"2010年各级财政对城镇居民基本医疗保险和新型农村合作医疗的补助标准提高到每人每年120元，并适当提高个人缴费标准"，可以考虑对贫困线以下的人群给予完全的补贴，从而使个人不因为缴费负担影响其参保，这也防止了逆向转移支付状况的发生，政府补贴发挥了应有的再分配公平作用。

二是逐步淡化城镇职工医保的个人账户，真正实现社会共济。由于个人账户难以达到设计的初衷，反而加大了个人的道德风险，阻碍医疗费用负担过重的人获得帮助，也阻碍城乡医保一体化的进一步发展，降低了医保基金社会共济的作用。因此，可逐步淡化城镇职工医保的个人账户，参保人个人账户撤销后，征收的基本医疗保险费全部进入社会统筹账户，这样可以提高社会统筹账户的支付能力，真正起到化解风险、保大病的作用，同时，能减少庞大的管理成本，节省管理资源。

三是逐步扩大和提高门诊费用报销范围和比例。将门诊列入医保的报销范围，及对这一年度没有接受医疗报销的人提供免费体检或下一年度免费续保等，将有利于更多投保人享受到基本医疗保险的实惠，增强基本医疗保险制度的吸引力，稳定其覆盖面。

二、积极发展商业健康保险，满足群众的多样化需求

基本医疗保险"保基本"，然而，一旦患者必需的医疗服务花费不符合基本医保的用药范围、诊疗项目、医疗服务设施范围的规定以及起付线和封顶线的限制，患者将要承受巨大的疾病经济负担。在许多实行强制性医疗保险制度的国家，公民在被社会医保覆盖的基础上，可选择商业健康保险作为补充，在法国、瑞士、德国，同时拥有社会医保和商业医保的人占总人口的比重分别为88.4%、32.5%、15.8%。新医改《关于深化医药卫生体制改革的意见》提出"鼓励企业和个人通过参加商业保险及多种形式的补充保险解决基本医疗保障之外的需求"。商业健康保险拥有人才、技术、实务优势，可以较好地规避逆向选择，并能为我国的基本医疗保险提供借鉴。

（一）创新补充医疗保险产品，提高保障能力

创新补充医疗保险产品，进一步扩大医疗保险覆盖面，应用大数法则原理防范逆向选择。其包括以下几点：

一是基本医保不予报销的医疗费用险。商业保险机构创新补充医疗保险产品的途径之一是，保障基本医疗保险不予报销的医疗费用，减轻患者直接经济负担，如基本医疗保险封顶线以上的高额医疗费用、患者进入统筹前需自付的医疗费用、不在报销范围内的服务项目费用和基本药物目录之外的药品费用。

二是医疗费用以外的健康损失险。疾病经济负担不仅包括医疗费用支出所形成的直接负担，还包括病人因有效劳动时间损失、工作能力降低和陪护人员劳动时间损失所带来的间接经济负担。顺应未来健康保险市场的需求，商业健康保险机构应加大开发补偿疾病健康损失的保险产品的力度，具体有长期护理保险、失能收入损失保险、住院津贴保险等。如中国人寿正在根据新医改方案的要求，梳理改造现有产品，抓住以团体健康保险为核心的员工福利市场在沿海省份和经济发达地区迅速兴起的时机，积极拓展员工福利市场，通过提供社会基本医疗保障以外的重大疾病保险、长期护理保险等健康保险产品。

三是创新全程健康管理。全程健康管理包含了疾病前、诊疗中和康复期的管理。将"全程健康管理"的理念贯穿于补充医疗保险的全过程，为被保险人提供健康咨询、健康维护、就诊服务和健康档案管理等形式的全程健康管理，实现商业健康保险的赔付范围由二级、三级医院扩展到社区基层，使预防保健、便利就诊、优质诊疗服务、康复和慢性病管理成为商业健康保障的重要内容。最终，既有利于降低道德风险的发生，使保险赔付率下降，又达到了改善人们健康消费习惯、降低疾病发生率和疾病损失率、提高健康保障水平的目的。

（二）参与经办管理服务，发挥专业优势

商业健康保险机构参与经办管理服务，发挥处理逆向选择的技术优势。各级政府可因地制宜，发挥市场机制，通过利用商业健康保险所具有的保险专业优势，鼓励其参与基本医保方案制定、报销费用审核、逆向选择控制、群众健康管理等工作，以完善医疗保障运行模式。新医改方案所倡导的"委托—经办"模式，既有利于政府公共管理职能最大限度的发挥，节约政府机构的管理成本；同时又能够扩大基本医保的覆盖面，控制基本医保基金的运行风险，提高群众的满意度。目前已有部分地区对"委托—经办"模式进行了有益的探索。例如，自2001年以来，江阴市政府委托太平洋人寿保险股份有限公司经办新农合，卫生行政部门行使监督管理职能，2008年人均筹资水平达280元，财政总投入1.5亿元，个人缴费0.6亿元，新农合基金收入2.1亿元，总支出1.9亿元，其保障范围从单一的住院补偿扩大到住院、门诊、大病救助、健康体检等方面，参保率达到100%，很好地规避了逆向选择。

三、确定合理的患方分担机制，增强医保的互助共济

国内外研究表明，合理的成本分担制在抑制过度需求、减少卫生费用支出、发挥医保基金的共济作用上效果明显。成本分担制在我国的具体应用是如何对起付线、共付比、封顶限制等进行有效组合，合理的组合方式既要考虑医保的筹资水平，又要考虑当地居民的健康需求情况。

（一）设置公平的起付线

从效率的角度看，设置起付线的好处有：一方面，由患者支付起付线以下的医疗费用，可以增强其费用意识，节约卫生资源；另一方面，一定额度的起付线设置将部分小额医疗费用的治疗剔除在医保报销范围之外，减少了医保结算的信息交易成本。但是，一个不合理的起付线也会影响医疗服务的公平：起付线定得过低，对抑制投保人的过度需求将十分有限，部分人的过度需求是对其他人（如利用信息工具困难的贫困人群对医保政策信息缺乏了解）正常医疗需求的冲击，医疗资源将变得紧张，出现"穷人帮助富人"的不公平问题；起付线定得过高，超过了贫困人群的承受能力，可能导致其小病得不到及时的救治而转成大病，更加剧了贫困人群的负担，但富裕人群却继续利用、甚至扩大利用医疗资源（因为对富裕人群而言，贫困人群的退出使医疗资源显得相对充足），这是另一类"穷人帮助富人"的不公平问题。

由于过高或过低的起付线都有可能对弱势群体产生不利影响，降低其参保积极性，使全民医保的覆盖面下降。因此，起付线的设立应该遵守公平原则，特别是要体现纵向公平，根据不同收入阶层的不同支付能力来设立这一免赔额的大小，对低收入者设立较低的门槛，而对收入较高的人群则相应提高这一门槛，这种有差异的起付线门槛的确定，可以参考家庭收入的大小，实行累进制的方式。

（二）确定灵活的共付比

共付比中自付比例的大小确定是一个难点。自付比例的大小直接关系到患者最终享有的保障水平，如同起付线的设置，过低或过高的自付比例对投保人和医保基金有效运作都是不利的。共付比的设置较为灵活，可以在不同级别的医疗机构、不同项目的检查、不同目录的药品、不同类型的治疗中设置有差别的共付比。以2008年广州基本医疗保险药品的共付比设置为例，基本医疗保险用药范围按《广东省基本医疗保险和工伤保险基本目录》（2004年版）进行管理，药品目录中基本医疗保险基金准予支付的西药和中成药分"甲类目录"和"乙类目录"，发生的医疗费用按以下原则支付：使用"甲类目录"药品发生的费用，按基本医疗保险的规定支付；使用"乙类目录"药品发生的费用，先由参保人个人自付10%的费用，再按基本医疗保险的规定支付；参保人员使用西药和中成药产生的费用，超出《药品目录》范围外的，基本医疗保险基金不予支付。

国内有关研究表明，在现有社会经济发展水平和职工承受能力的情况下，城镇职工平均自付比例应控制在15%~20%。其中，在职职工收入高、医疗费用低，自付比例应高于退休职工，低年龄段职工自付比例应高于高年龄段职工。为了保证基层医疗机构的病源，促进初级卫生保健的实现，就诊低级别医疗机构，医疗被保险方负担比例应低于就诊高级别医疗机构。

（三）缩小医保制度间及地区间封顶限制的差距

封顶限制以上的医疗费用需要由投保人自己承担，我国医疗保险设置封顶限制的目的在于：一是我国社会经济发展水平还不是很高，社会、政府、个人投入的医保基金还十分有限，因此，从成本效益比的角度分析，医保只能先保障普遍受益、费用较低的基本医疗服务，而将高额的、奢侈的医疗服务项目排除在报销范围之外；二是在限制患者对奢侈医疗服务过度需求的同时，也减少了医疗服务供方的诱导需求动机；三是鼓励投保人承担自身责任，进行必要的预防保健，防止疾病的发生，提高国民的健康状况。

新医改《实施方案》提出："将城镇职工医保、城镇居民最高支付限额分别提高到当地职工年平均工资和居民可支配收入的 6 倍，新农合最高支付限额提高到当地农民人均纯收入的 6 倍以上。"由于同一地区及地区间，三类收入（2007 年标准）存在明显的差距，如果按《实施方案》的提法，一方面，会造成同一地区不同医保制度间的保障水平差异较大。就全国平均的指数而言，城镇职工医保封顶限制在 149 592 元，城镇居民医保封顶限制在 82 716 元，新农合封顶限制在 24 840 元以上，因为"以上"词汇较为晦涩，"以上"则给举办新农合的地方政府留有漏洞，新农合封顶限制在 6 倍以上加 1 元、100 元、10 000 元都是"以上"，这要看各地方政府的意愿。另一方面，会造成不同地区医保封顶限制的巨大差别，拉大地区间健康水平差距。以指数最高的北京和最低的甘肃比较，北京城镇职工年平均工资是甘肃的 2.2 倍（46 507/20 987），这意味着北京城镇职工医保的封顶限制要比甘肃高 2 倍；北京城镇居民可支配收入也是甘肃的 2.2 倍（21 989/1 0012），意味着北京城镇居民医保的封顶限制要比甘肃高 2 倍；而北京农村居民家庭人均纯收入更是甘肃的 4 倍（9 440/2 329）以上，这就意味着北京新农合的封顶限制要比甘肃高出 4 倍。由此可以看出，城镇居民医保，尤其是新农合覆盖下的中西部地区低收入者在面临大病威胁，将不可避免地出现"因贫致病、因病返贫"的现象，人均期望寿命等反映健康状况的指标差距将变大。作者建议通过设立医疗保险制度间的风险调剂金及加大贫困地区、贫困人口的医疗救助等措施，来缩小封顶限制的差距，保障全民的健康权利。

四、推行预付制的支付方式，规范医方的不善行为

纵观世界各国的卫生改革，可以看到具有共性的、核心的目标是在预算允许的范围内，最大限度地改善公民的健康状况。具体改革的一大趋势是在医疗机构推行预付制的支付方式，以减少医疗费用开支。各国近 30 年的实践表明，预付制下医方的专业信息更易被社会公众及保险人获取，在减少供方诱导需求、医患合谋等道德风险问题上取得了良好的收效，保险人的谈判能力和独立性也得以增强。由于在按项目付费等后付制下，患者面对的医疗服务价格实际上是一组服务项目的组合，主要受各服务项目单价、经治医生的临床经验及行医模式等因素影响。在医生收入与服务项目挂钩的补偿机制下，医方完全可以按自身利益最大化的方式来进行决策，以大检查、昂贵药、进口材料等为牟利手段，卫生费用

增加，并导致医保基金出险。因此，我国医疗保险支付制度的改革也需要与国际接轨，由后付制逐步转向预付制，以增强医方的道德意识，规范其不善行为。具体建议如下。

（一）在社区基层探索引入按人头付费制

我国居民平均期望寿命由 35 岁增加到 73 岁，很好地说明了我国社会经济及医疗卫生事业发展所取得的成绩，但寿命的延长也加大了更多人患病时间长、影响严重、易复发的疾病的可能性。据调查，老年人患慢性病的比率为 71.4%，老年人的发病率比中青年人高3~4 倍，住院率高 2 倍，这就增加了医疗成本，给保险基金带来巨大风险，据统计，在全国城镇职工基本医疗保险参保人员中，参保退休人员人数及所占总人数的比重增长迅速，这也给城镇职工医保带来压力。1994 年城镇职工医保中"职工 / 退休"为 14.2∶1；到了近年，达到了 3.0∶1。这说明了缴费人数相对于使用医保基金的人数在减少，而享受医保待遇的人数在急剧扩大。为控制医疗费用、发挥单位成本的最大效益，我国应更加注重发挥基层医疗的保健和预防功能，把城市社区和农村基层的卫生服务机构作为载体，医保经办机构与其签订协议合同，按社区人头购买基本医疗服务，分配定额的资金给供方，超支不补，结余留用。人头费的确定要进行科学合理的测算，可以根据上一年特定地区内的门诊费用总额和参保人数进行测算，同时根据定点参保者的年龄结构、性别和慢性病类型进行加权。同时，应设立规则监督医生为自身利益少提供服务的行为。

（二）在医院积极推行按病种预付制

随着现代循证医学和计算机科学的发展，医院对临床诊疗路径的设计日趋科学合理，学习美国、德国等西方国家的按病种预付制（DRGs），根据病例特征、病情的严重程度和医疗服务机构的级别对那些诊断清楚、离散度低的病种，分别指定价格，激励医院控制平均住院日和住院费用来达到促使医院提高质量和效率，合理使用卫生资源。在实施过程中，应加强卫生部门和保险机构对诊疗的监管，减少因为供方提高诊断级别、分解病种等所形成的诱导需求。

目前，国内已有部分医院对预付制进行了相关的探索和实践，但主要以单病种付费为主，且单病种的确定范围较小。有国内学者分析指出，单病种付费制度导致病人在门诊的花费明显升高，以前住院检查的项目实行单病种之后改在门诊完成，有的医院对一些费用较多的治疗项目，让住院病人到门诊缴费，导致虽然住院费用固定，但是病人的实际花费并没有大幅度或按照制度设计降低。因此，按单病种付费还不能称作一种制度和系统，它仅仅是一种试验性方法，最终要过渡到国际上通行的预付制上来。该模式建立在病案首页信息和国际疾病分类及国际手术操作分类标准基础上，涵盖 90% 以上的病例和 85% 的支付费用，相关机构借此就可以评估医院科室及医生医疗质量，在费率的计算方面每年也能根据上年出院病人数、缴费情况和财政拨款进行调整，而且符合需求供给与价格平衡规律，特别是给付时也限制了时间，超过规定住院时间的病人要付一定的费用。

（三）综合运用多种形式的预付制

除了上述在社区基层探索按人头付费制、医院推行的按病种预付制外，根据实际情况，可开展的还有总额预付制、按床日付费制等预付制形式。2006 年上海市在长宁区、松江区试行了以"医保总额预付、收支两条线管理"为主要内容的社区卫生改革模式。改革取得了初步成效，医保总量得到有效的控制，2007 年这一改革模式已推广到其他 9 个地区。此外，对床日费用变动较小，床位利用率较高，而难以通过延长住院天数增加费用的疾病可采用按床日付费的方式。这一预付制的采用通常见于治疗精神疾病等专科医院，如北京市医疗保险中心与北京市一家大型精神病医院达成协议，自 2005 年 4 月 1 日起，对该医院所有因"精神和行为障碍"住院的医保病例的医疗费用，从传统的按项目付费转变为"按床日付费"。实证研究表明：支付制度的变革促使医院在保持医疗质量的情况下减少了"非基本药物"的使用。沈阳、上海亦实施了按床日付费结算方法，效果显著，减轻了许多患者的负担。

五、加强医保基金的监管工作，树立保险人的责任意识

由于逆向选择与道德风险在医疗保险领域的发生概率较高，医保基金所面临的风险也较其他类型的保险基金高，为保证医保基金的安全、合理、有效的使用，进一步树立保险人的责任意识，建立和健全对医疗保险机构的监管机制，加强对基金征缴、基金支出、结余基金等环节的监管就显得十分必要。

（一）实现基金的足额征缴与及时入账

在医保基金征缴监管上，一方面要保证投保人（单位）及时足额缴费，并建立信用等级。为防止逆向选择参保，保证医疗保险费足额征收，维护大多数投保人的利益，保险人应依据医保稽核的相关法规，对参保单位的参保情况和审核工资基数情况进行核查；对参保积极、无违法违规行为的单位可评为优级，对不按时或少缴保险费的单位可评为差级，并在媒体上进行公示。另一方面是要监督保险人按规定及时足额将基金收入转入财政专户，对不入账、体外循环和挤占挪用等行为采取严厉的处罚。当参保单位（个人）将医疗保险费及时足额缴纳后，如果对保险人的监管处于真空地带，医疗保险费就有可能不是真正意义上的医保基金，而流入到私人的腰包，所以，要保证医保基金从缴费到入账整个过程的透明，医疗保险经办机构不但要进行外部监督以监管投保人，还要进行内部监督以监管自身，社会舆论及行政部门的监督也必不可少。

（二）保证基金的支出符合补偿规定

在基金支出的监管上，保证保险人按规定的项目、范围和标准支出医疗补偿费用，防止多支、少支或不支情况的发生。借鉴美国优先提供者组织在监管上的经验：利用专业机

构或团体监控住院及手术是否必要、哪种治疗方式最物美价廉、产期持续的天数等措施达到有效使用医保基金的目的。我国的医保机构可以通过与医疗机构的谈判，确定廉价而有效的病种补偿制、床日费用、药品目录等，并建立"超支不补、结余留有"的激励机制。为有效监管医患合谋恶意挤占医保基金的行为，可安排专职监督考核员暗中跟踪察访定点医疗机构和定点药店，并随时做好详细的跟踪记录，再把记录及时反馈到医保机构；定点医疗机构和定点零售药店设立宣传栏、举报信箱和举报电话；医疗机构和药店在病人就诊和购药过程中，应该规范病历以及相关病案资料的书写，做到"人、卡、证"相符，并使用统一的处方和票据，按要求装订备查；坚持因病施治原则，合理检查、合理治疗、合理用药，严禁诱导患者做不必要的大型辅助检查和重复检查；病人入院后24小时内医疗机构应该及时为病人建立住院病历和电子档案，并尽快将病人资料通过网络申报至医保中心医疗管理科，从而有效杜绝"挂床住院""分解住院""冒名住院"等行为。对医患双方的职责和各类违规行为以及处罚方式、标准做出具体规定，对于患者，不能"以药易药"和"以药易物"，更不得返还现金，一经发现，扣除违规所得之后再给予罚款。对定点医疗机构的诸如分解住院等不规范行为，一律不予结算，同时对违规医务人员给予相应处罚，如暂停其处方权等，并公开通报批评，还可以视情节的严重程度来决定是否取消医疗机构的定点资格。

（三）控制基金结余在合理范围

在结余基金的监管上，结余基金应维持在合理的范围内，我国新医改规定"新农合统筹基金当年结余率控制在15%以内、累计结余不超过当年统筹基金的25%"。而对城镇职工医保和城镇居民医保结余额与结余率"双高"的医保却没有相应的规定，所以，有必要及时出台相关规定以抑制过高的结余额与结余率。要对结余基金的收益状况、截留等违规行为进行信息披露，定期向社会公布。我国作为实行社会医疗保险制度的国家，医疗保险牵涉到个人、家庭、单位、政府各方利益，对基金的监管应发挥内部治理（基金管理机构内部的职责划分和权力制衡）和外部治理（外部监管体系）双重作用。鉴于商业医疗保险机构在处理道德风险上具有较大优势，我国的社会医保基金监管也可以探索由专业的商业保险公司承担，以降低信息交易成本，实现医生、保险、患者三方信息及时准确沟通。

参 考 文 献

[1] 杨敬宇，丁国武，韩雪梅. 卫生经济学 [M].3 版. 兰州：兰州大学出版社，2014.

[2] 俞卫. 卫生经济学专题研究 [M]. 上海：复旦大学出版社，2013.

[3] 王小丽，陈翔，郑晓曼. 卫生经济伦理研究 [M]. 北京：中央编译出版社，2011.

[4] 赫斯马特. 卫生管理经济学 [M]. 应向华，译. 北京：北京大学医学出版社，2004.

[5] 孟庆跃. 中华医学百科全书：公共卫生学卫生经济学 [M]. 北京：中国协和医科大学出版社，2017.

[6] 田文华，刘保海. 卫生经济分析 [M]. 上海：复旦大学出版社，2008.